OS DIREITOS
DOS PAIS

OUTRAS OBRAS DA AUTORA

Encurtando a adolescência
Rampa (romance)
O adolescente por ele mesmo
Educar sem culpa
Sem padecer no paraíso
Diabetes sem medo (Editora Rocco)
A escola em Cuba (Editora Brasiliense)
O saber e o pensar (Editora Gente)
Limites sem trauma
Escola sem conflito

Tania Zagury

OS DIREITOS DOS PAIS

CONSTRUINDO CIDADÃOS
EM TEMPOS DE CRISE

11ª EDIÇÃO

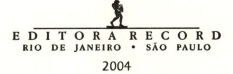

EDITORA RECORD
RIO DE JANEIRO • SÃO PAULO
2004

Cip-Brasil. Catalogação-na-fonte
Sindicato Nacional dos Editores de Livros, RJ.

Z23d
11ª ed.

Zagury, Tania, 1949-
   Os direitos dos pais: construindo cidadãos em
tempos de crise / Tania Zagury. – 11ª ed. – Rio de Janeiro:
Record, 2004.

   Inclui bibliografia
   ISBN 85-01-06855-1

   1. Educação de crianças. 2. Crianças – Formação.
3. Pais e filhos. 4. Responsabilidade paterna. I. Título.

03-2464

CDD – 649.12
CDU – 649.1

Concepção de capa: Renato Zagury
Foto de capa: Nilton Ricardo – Produção: Heloisa Botelho
Imagem da capa: Photodisk/Getty Images

Copyright © 2004 by Tania Zagury

Todos os direitos reservados.
Proibida a reprodução, armazenamento ou transmissão de partes deste
livro, através de quaisquer meios, sem prévia autorização por escrito.

Direitos exclusivos desta edição reservados pela
DISTRIBUIDORA RECORD DE SERVIÇOS DE IMPRENSA S.A.
Rua Argentina 171 – Rio de Janeiro, RJ – 20921-380 – Tel.: 2585-2000

Impresso no Brasil

ISBN 85-01-06855-1

PEDIDOS PELO REEMBOLSO POSTAL
Caixa Postal 23.052 – Rio de Janeiro, RJ – 20922-970

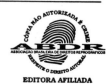

EDITORA AFILIADA

Às pessoas justas, verdadeiras, honestas e solidárias, que não se deixam demover nem se afastam de suas convicções, ainda que na sociedade a corrupção e a impunidade pareçam consolidar-se, e ser correto e digno afigure-se atitude excêntrica e solitária.

A elas, minha admiração e a homenagem – o pensamento de Martinho Lutero, sempre atual:

"Se soubesse que o mundo se desintegraria amanhã, ainda assim plantaria minha macieira."

Sumário

Introdução 9

Capítulo 1
O verdadeiro papel dos pais em tempos de crise 19

Capítulo 2
A difícil arte de dizer "não" aos filhos 29

Capítulo 3
A questão da auto-estima 33

Capítulo 4
Ensinando integridade num mundo corrupto 41

Capítulo 5
Desenvolvendo valores sem se tornar "careta" 49

Capítulo 6
Prevenindo contra a marginalização 61

Capítulo 7
A influência da televisão na formação de crianças
e adolescentes 71

Capítulo 8
Televisão — como lidar com ela 85

Capítulo 9
Ensinando o valor do dinheiro 93

Capítulo 10
Desenvolvendo a capacidade de lidar com dinheiro 101

Capítulo 11
Violência na escola 107

Capítulo 12
Quem escolhe a escola? 115

Capítulo 13
Quem planeja a família? 123

Capítulo 14
Por que falar de sexo com os filhos 129

Capítulo 15
Quando e o que falar sobre sexo 135

Capítulo 16
Como falar de sexo com crianças e jovens 141

Capítulo 17
Os filhos frente à separação dos pais 149

Capítulo 18
Quando e o que falar sobre divórcio 155

Capítulo 19
Divórcio e adolescência 163

Capítulo 20
Diálogo com jovens — um grande desafio 169

Capítulo 21
Adolescência e tatuagem 175

Capítulo 22
Adolescência e *piercing* 183

Capítulo 23
Alternativas ao uso de tatuagens e *piercings* 189

Capítulo 24
Felicidade é ter filhos cidadãos 197

Bibliografia 205

Introdução

Gente, cansei!

Cansei de ouvir falar dos direitos das crianças e jovens (eles têm direitos, é claro. Mas, mesmo assim, cansei, porque não se fala com a mesma ênfase e freqüência dos *deveres* das crianças e adolescentes).

Também cansei de ouvir pessoas — muitas das quais sem filhos (isto quer dizer, nunca "caminharam com as nossas sandálias") — acusando, culpando, levantando suspeitas sobre a ação dos pais! Como se, diária e voluntariamente, estivessem os pais, não se desdobrando, como vejo, para fazer o melhor possível (ainda que ninguém seja perfeito, e erre às vezes na medida), mas, por algum desígnio inexplicável, cometendo erros atrás de erros, felizes da vida...

E por que cansei? Porque o que vejo, em mais de três décadas de trabalho em Educação, são pais se esforçando, lutando, dando o melhor de si na maioria dos casos. Há, sim, exceções. Casos tristes. Mas SEGURAMENTE não são maioria. A maioria está aí brigando contra tudo e contra todos para dar o melhor aos filhos.

Também cansei, porque sempre defendi a idéia de que a cada direito corresponde um dever. E o que ouço e vejo é tão-somente colocações de *deveres dos pais e... direitos dos filhos.*

E também porque os que vivem acusando os pais, como se todos fossem potencialmente irresponsáveis ou perigosos, nunca os vi procurando nada além do que os pais "fizeram de errado" ou do que "os pais deixaram de fazer" para, em vez disso, e com mais cautela e generosidade, verificar se não haveria talvez outras explicações para os problemas que surgem amiúde na relação familiar atualmente.

Passou-me pela mente então uma questão bem plausível. Será que a razão de grande parte dos problemas não seria exatamente a inversa? Quem sabe os problemas da relação pais e filhos não teriam origem — pelo menos em parte — exatamente no fato de estarem hoje os jovens e as crianças excessivamente inflados pelo que consideram "seus direitos?" Não estariam esquecendo (deixando de lado, ou não sendo suficientemente esclarecidos) de que têm também, e na mesma proporção, deveres e responsabilidades?

E os pais não estariam, por seu turno, atemorizados pela culpabilização interminável que a eles se faz, encolhidos por isso mesmo no seu canto, arqueados ao peso de tanta responsabilização; não estariam eles imobilizados, fragilizados, enfim?

Por isso, e para resgatar os DIREITOS dos pais, escrevi este livro. Porque, enquanto pais e mães não voltarem a confiar em si, enquanto estiverem temerosos da opinião dos outros (e por vezes até reféns desses pareceres, seja de especialistas, vizinhos, amigos ou parentes), não conseguirão exercer seu papel com a autenticidade, a coragem e a tenacidade necessárias ao exercício da função. Ouvir opiniões de pessoas que nos querem bem, analisá-las, aprender novas teorias e visões com especialistas de renome é positivo. O que não deveria ocorrer — mas está sucedendo — é que, de tanto ouvir recriminações, de tanto escutar opiniões diversas e por vezes até contraditórias, os pais fiquem sem saber se têm ao menos o direito de repreender os filhos quando agem de forma inadequada, perigosa ou incivilizada. Porque ser pai e mãe hoje requer coragem, auto-estima elevada e um amor e paciência infinitos... Não o amor infinito do querido Vinicius (que, todos sabem, só é infinito enquanto dura), mas o de pai e mãe, que é infinito mesmo! É um amor, aliás, que começa infinito antes mesmo de o objeto de seu sentimento existir — porque, cá para nós que somos pais, é um tremendo ato de coragem e de amor ter filhos na sociedade assustadora em que vivemos hoje.

Então, vamos resgatar a coragem desses verdadeiros heróis.

Pais, vocês têm direitos também, não só deveres! Podem acreditar!!!!

E que direitos são esses? Vejamos alguns:

DIREITOS DOS PAIS

- Pai* pode dizer não, sem ter que dar duzentas explicações (bastam duas ou três), quando sentir que o filho quer algo que não está dentro das suas possibilidades (ter muito dinheiro e gastar como o filho quer não é obrigação de pai; dever de pai é amar, proteger, dar educação, cuidar da saúde física e mental; ser justo, verdadeiro, coerente e disponível e também decidir como quer utilizar o que ganhou com o seu trabalho).

- Pai pode dizer não — sem medo de errar, frustrar ou traumatizar até uma única vez — quando o filho estiver fazendo algo que prejudica a outros, fere a lei, a ética, a saúde, ou causa mal a qualquer ser vivo. E essa será, no caso, a única explicação necessária. Depois é AGIR!

- Pai pode ficar cansado, *algumas vezes*, e querer dormir, nos domingos e feriados, até um pouquinho mais tarde (lógico, tendo visto que o pimpolho está alimentado, limpo, sequinho e cheio de brinquedos a sua volta); não o dia todo, nem até o meio-dia, mas só até recompor-se do estresse do trabalho, do medo de perder emprego, do medo de a violência atingir sua família, do medo da recessão etc., etc., e, estar, então, em condições de brincar e levar para passear a filharada...

- Pai pode dizer ao filho que não pode comer *fast-food* a toda hora, porque faz mal, e não arredar pé de sua posição, exceto em situações especiais e a seu critério.

---

* pai aqui foi utilizado como pai e/ou mãe — pais, enfim.

- Pai tem direito de namorar (depois de — como sempre faz, nem precisava dizer — ter deixado os filhos cuidados, alimentados, babados de tanto beijo, ótimos, enfim).

- Pai tem direito de proibir filha pequena de usar sapato alto. Sem medo de errar, nem de causar traumas. O trauma pode aparecer é na coluna dos filhos, cujos pais ficam com medo de dizer não.

- Pai tem direito de exigir que os filhos estudem direito, cumpram as tarefas que a escola passou e, só depois de tudo muito bem-feitinho, brincar, ver TV etc.; porque pai sabe que estudar é fundamental e fim de papo!

- Pai tem direito de conversar com os filhos sobre quaisquer assuntos que considere fundamentais para a educação e a orientação dos filhos — tais como uso de drogas, sexualidade, estudos etc. Mesmo que o filho diga que não quer, ou que já sabe tudo, o pai pode conversar e o filho *deve* ouvir. Claro, procuremos a melhor forma de fazê-lo, para surtir efeito...

- Pai pode avisar ao filho que não espere ganhar viagens ao exterior, nem carro, se passar na faculdade. Pai que tem direitos sabe que não é obrigado a proporcionar luxos e que, pelo contrário, pode ser bem danoso para seu filho não ter que lutar por nada, ou ser premiado por algo que só traz benefícios a ele próprio (passar de ano, por exemplo).

- Pai que tem direitos pode cortar a mesada, a Internet, a TV, ou o que julgar mais apropriado, se os filhos não estiverem cumprindo os seus *deveres*.

- Pai tem direito de estar presente na festa de aniversário que ele próprio organizou para o filho adolescente, porque sabe que "mico" é ter medo de filho.

- Pai tem direito de estar na festa do filho também porque, claro, ele não vai ficar "espionando" ninguém, nem tentando ser "coleguinha" dos amigos do filho, nem ficar contando casos, piadas ou "paquerando" as gatinhas. Pai legal sabe qual é o seu papel. Ele vai estar lá com a preocupação de que tudo corra bem, de que não haja problema algum, nem brigas, nem drogas etc. E também porque ele sabe que quem não deve, não teme.

- Quarto de filho não é cofre, nem local de acesso proibido. Entrar no quarto do filho pode; pai que tem direitos não entra sem bater, não invade, porque é educado e ensina o mesmo aos filhos — mas pode entrar, sim, porque faz parte *da casa em que ele é o responsável*, como também o é, em última análise, por tudo que ocorre com os filhos até os 18 anos ou enquanto dependam dele. Além do mais, pai legal entra para ver o filhão, porque é presente, porque gosta dele e porque sabe que o filho não tem nada a esconder, nem o direito de proibir algo ao seu pai, que o ama, sustenta e orienta. Isso não constitui "invasão de privacidade", como os adolescentes hoje aprenderam a considerar.

- Pai tem o direito de orientar sexual e moralmente os filhos, alertando-os para o que de bom e de mau pode ocorrer com quem não usa sua liberdade com responsabilidade (etc., etc., etc.).

Enfim, a escolha é nossa.

> Pai tem o direito de decidir se quer ter direitos e deveres ou apenas deveres. E, a partir daí, viver uma linda experiência de relacionamento e amor, ao educar e criar seus filhos para a cidadania e a produtividade ou tornar cada dia de sua vida um verdadeiro e infindável tormento. Sim, porque o pai que dá ao filho todos os direitos, e não exige em correspondência deveres e responsabilidades, vai ter filho assim pelo resto da vida... Afinal, eles vão adorar fazer tudo o que querem e ter a quem responsabilizar em seu lugar.

CAPÍTULO 1

O verdadeiro papel dos pais em tempos de crise

"Freqüentemente sou confrontada pelos meus filhos, um com 15 e a menina com 16 anos, com frases como: 'Só eu que não posso ir à boate para maiores de 18. Todos os meus amigos usam carteirinha 'falsi' (falsificada), que é que tem de mais? Só você não deixa!!!' ou 'só eu não posso faltar ao colégio quando tem dia imprensado entre feriado e fim-de-semana, todo mundo enforca menos eu...' ou 'só eu tenho hora para chegar em casa'. E ainda concluem com uma frase que me deixa extremamente triste e insegura: 'Eu queria mesmo era ser filho do Fulano, ele sim é que é legal. Lá pode tudo, aqui não podemos nada!!'"

Enfatizo diariamente o papel da família como geradora da ética. A ela caberá, mais e mais, a cada dia que passa, a grande, a enorme responsabilidade de arcar com esta árdua, porém essencial, tarefa social. Constato, porém, perplexa, que esta meta se torna mais e mais difícil de ser alcançada.

E por quê? Porque diariamente em cada família, em cada casa, mais e mais pessoas questionam a validade de lutar por certos objetivos que, há bem pouco tempo, jamais eram questionados. A que objetivos me refiro? Exatamente àqueles que, no seu conjunto, irão constituir a gênese da ética, a base moral dos nossos filhos.

Na maioria das vezes, os pais agem movidos pelo mais legítimo e verdadeiro desejo de acertar, de dar aos filhos o que de melhor eles têm. Nem sempre, porém, o conseguem. Tomemos, por exemplo, a situação vivida atualmente pelos brasileiros. Como se sentem os pais vendo tudo a sua volta desmoronar? Se grande parte de nossos dirigentes mostra-se cada vez mais corrompida e corruptível, se o valor maior que parece imperar é apenas o de acumular mais e mais bens materiais, se o respeito pelo outro parece a cada instante diminuir, se a impunidade campeia, se o justo paga pelo pecador, se a lei parece proteger os que a violam, se a honestidade é premiada com o desprezo e a desconfiança, pensam os pais, como transmitir os velhos valores aos filhos? E para quê, se perguntam.

Quantas vezes por dia vemos a falta de civilidade e de respeito ocorrerem?

Nos condomínios chiques, os próprios moradores insistem em não observar as mínimas regras de convivência. Se o porteiro interfona para checar sobre a entrada de um visitante no prédio — norma estabelecida para todos —, sempre existem alguns que se sentem extremamente "ofendidos" e, por vezes, até destratam aqueles que, num outro momento, seriam severamente repreendidos se não fizessem o que se estabeleceu como regra.

Nas ciclovias, o lazer — andar de bicicleta — virou conflito com os pedestres que têm que prestar muita atenção para não serem atropelados. São homens, mulheres e crianças que preferem arriscar a vida de um semelhante a diminuir a velocidade, para não perder um segundozinho de prazer pessoal.

Nas praias, praças e jardins, os jogos de bola (vôlei, frescobol, futebol), tão saudáveis, transformaram-se, ocupando mais e mais espaço dos que ali estão e ameaçando-lhes a segurança física.

No trânsito — nem é bom falar — vivemos um permanente bangue-bangue: tiros são disparados contra pessoas, por simples desentendimentos ou "fechadas".

Na escola, alunos esforçados, estudiosos e atentos são ridicularizados pelos demais, que lhes colocam apelidos pejorativos como cê-dê-efe e outros. No trabalho, diferentes formas de bajulação substituem a produtividade e a seriedade como instrumento certo para promoções. Intrigas e "fofocas" são toleradas e até incentivadas como meio de "comunicação", enquanto os que agem lealmente são alijados do processo ou colocados em segundo plano.

Frente a tudo isso, os pais, repentinamente, sentem-se receosos e inseguros. Os próprios filhos são os primeiros a questionar: "só você é que faz assim!"; "os pais da fulana deixam..."; "ah, todo mundo faz!"; "você é quadrado"; "você já era..."; "por que eu não posso, se todo mundo vai?" Junte-se a isso tudo a influência extremamente forte dos meios de comunicação de massa, incentivando o consumismo e a adoção de valores materiais e imediatistas, e poderemos, sem dificuldade alguma, compreender a situação em que se encontram os pais. Preocupados em garantir um futuro para os filhos, defrontam-se com um contexto que os leva a questionar valores até então incorporados e transmitidos geração após geração, quase automaticamente. "Será que meu filho não vai ser 'o bobão' do grupo?" "Será que estou dando a ele o instrumental correto para viver nesse tipo de sociedade?"

Perseguidos por essa nova onda de insegurança, os pais começam a deixar as coisas correrem "mais frouxas", digamos assim. Isto é: se o filho cola numa prova, eles não reprovam sua atitude; se o filho exige um carro porque fez 18 anos, sentem-se obrigados a atendê-lo, já que todos os amigos desfrutam desse tipo de conforto. Não sabem se têm direito de negar algo que têm condição financeira de dar. Alguns até se endividam para atender àquilo que erroneamente, hoje, muitos dizem ser "direito dos filhos". É direito dos pais — e não dos filhos — decidirem se querem ou não dar determinados luxos ou benesses aos filhos. É especialmente necessário que os pais analisem se é benéfico dar aos filhos tudo o que eles pedem.

Se a criança senta no sofá e deixa a vovó de pé, não é repreendida por isto. Se o menino empurra o coleguinha no jogo de futebol para conseguir mais um ponto para a sua equipe, o pai por vezes até incentiva uma atitude "esperta". Ou tem medo de negar o que parece ser uma coisa "normal" hoje. Se tem copiadora no trabalho, o pai leva material do filho para reproduzir, "porque lá não pago" (mesmo sabendo que o serviço destina-se a cópias de material interno e exclusivamente de trabalho).

Com esse tipo de visão, com esse medo subjacente na cabeça, os pais deixam de lado, muitas vezes, também as atitudes disciplinadoras, contaminados pela idéia de que "disciplinar" é coisa relacionada ao autoritarismo das velhas gerações. Realmente não cabem atualmente atitudes autoritárias ou antidemocráticas. Mas convém distinguir entre as duas coisas. Disciplinar os filhos, desde que se aja dentro de princípios de respeito, justiça e equilíbrio e visando à socialização das novas gerações, nada tem de antiquado ou de antiliberal. Uma criança que insiste, por exemplo, em ficar até as quatro da manhã na Internet e depois permanece dormindo até as duas da tarde precisa da orientação dos pais e do estabelecimento de limites. Sim, é um "barato" a Internet! Mas não para que se troque o dia pela noite, prejudicando o próprio desenvolvimento. Por que não estabelecer um horário-limite? Conversando com os filhos, pode-se chegar a acordos e, definidos estes, zelar para que sejam cumpridos. Disciplinar é apenas isto: criar regras adequadas e equilibradas de vida e zelar pelo seu cumprimento. Aliás, é até um dever dos pais, não apenas um direito.

Outro exemplo: o jovem sai de casa e nega-se a dizer aonde vai. Afinal, alega, está saindo apenas para descer ao playground. Mas é importante ficar definido, desde cedo, que, mesmo nós, adultos, quando saímos, informamos o local a que nos dirigimos. Mesmo que seja uma ida à esquina para comprar um jornal. Se nos habituamos a fazê-lo, por que não nossos filhos? A ação disciplinadora, efetivada dentro de um contexto de diálogo, segurança e justiça, colabora enormemente para o estabelecimento de padrões éticos de conduta. É através de normas de disciplina que a criança aprende a ter tolerância à frustração, persistência e autocontrole, qualidades essenciais ao fortalecimento do equilíbrio emocional.

Se, ao contrário, não o fazemos, se deixamos tudo ao "deus-dará", se pautamos nossas ações meramente pelo que vemos ocorrer à nossa volta, é desta forma também que as crianças das novas gerações perceberão o mundo: *com uma lei para os outros e outra, bem diferente, para si.* E será dessa forma que elas irão tratar a coisa pública, a sociedade e os seus semelhantes.

É preciso acordar enquanto é tempo... As classes mais favorecidas economicamente têm o compromisso e o dever de providenciar recursos éticos sólidos para tentar reverter o quadro extremamente injusto que vem corroendo o país, sob pena de, a médio prazo, todos esses problemas recaírem sobre elas próprias. Afinal, até que ponto pode o ser humano tolerar passivamente os desmandos generalizados a que vem assistindo no decorrer das últimas décadas? Enquanto vêem seus filhos morrendo de fome, as camadas populares assistem aos exageros de gastos, corrupção, impunidade e ostentação de outros. O que se vê, o mais das vezes, é a substituição paulatina de valores como responsabilidade social, desejo de contribuir positivamente com a sociedade e os menos favorecidos, honestidade, lealdade, integridade, cooperação, solidariedade, honra, respeito e valorização dos mais velhos, por outros, como desejo de subir na escala social a qualquer preço, imediatismo, materialismo, egocentrismo, utilitarismo, individualismo, vaidade, sem que se perceba que é nesse mesmo mundo que nossos filhos terão que viver.

O mundo que estamos construindo será constituído de indivíduos mais ou menos semelhantes àqueles que estamos criando dentro de nossos lares. Portanto, é bom não pensarmos somente no prazer imediato de nossos filhos, e, abandonando uma postura excessivamente psicologizante, adotarmos uma postura sociológica, pensando no global da sociedade.

Se nossos propósitos são de proteção aos nossos filhos, não esperemos que, primeiro, nossos vizinhos, amigos e parentes comecem a agir eticamente, para, só então, o fazermos também. A ação ética é uma decisão de foro íntimo, não carece de aprovação dos demais. Quando acreditamos de fato nos nossos valores, não precisamos, nem queremos aprovação nem o reconhecimento alheios. Eles passam a fazer parte de nós mesmos, constituem o nosso próprio ser, e todas as nossas ações decorrem *de* e *para* eles. Quer dizer, por exemplo, que, mesmo que não me tenham visto comer um Danoninho no supermercado, eu pago por ele ao passar no caixa, porque sei que isto é o correto, o justo, o que gostaríamos que todos fizessem — e, mesmo sabendo que nem todos o fazem, nem por isso nossa certeza arrefece, nossa decisão muda. Este tipo de atitude é também uma atitude disciplinadora. Nosso exemplo ensina e disciplina muito mais que palavras e sermões. E temos ainda o direito de exigir que nossos filhos façam o mesmo.

Temos que voltar a agir de acordo com aquilo em que cremos e não em função do que dizem ou fazem nossos vizinhos ou a sociedade. Só desta forma — acreditando, agindo e nunca esmorecendo — poderemos passar esses conceitos para nossos filhos, garantindo-lhes no futuro uma sociedade melhor, mais justa e humana, porque constituída de indivíduos conscientes, firmes e sólidos em suas convicções e crença de que todos têm direitos iguais perante a lei, bem como deveres.

Esse é o melhor e mais seguro legado que podemos deixar para nossos filhos: a sua integridade e o desejo de lutar por uma sociedade melhor, mais justa e, conseqüentemente, menos violenta e mais feliz para todos!

Neste livro, apresento novas reflexões (nos moldes de *Educar sem culpa – A gênese da ética*, publicado em 1993, que contribuiu para aliviar as angústias de milhares de pais em todo o Brasil) para as angústias que surgem no dia-a-dia de pais dedicados, mas que se sentem cheios de dúvidas e inseguranças. São novas questões, não abordadas anteriormente, catalogadas em mais de setecentas palestras, e cuja constância despertaram minha atenção, fazendo-me perceber que refletir sobre

elas, poderia ser de grande auxílio para os pais na tomada de decisões do cotidiano.

Como sempre insisto em dizer, este não é um livro
de auto-ajuda. É um ensaio, escrito por uma educadora,
com longa experiência na área, e também mãe de dois
filhos. Contém, a guisa de resposta para as indagações
que se fazem os pais modernos, reflexões orientadoras
com base técnica, que poderão clarificar dúvidas, levan-
do-os a terem mais segurança para decidir qual a forma
mais adequada de atuar, sempre lembrando que o objetivo maior da educação é dotar nossos filhos de capacidade de reflexão e análise, de poder de decisão, calcado
em valores morais e éticos, que os afastarão de grande
parte dos perigos dessa vida...

CAPÍTULO 2

A difícil arte de dizer "não" aos filhos

"Freqüentemente sinto-me sem forças para negar os pedidos de brinquedos, joguinhos e roupas que meus filhos me fazem, mesmo sabendo que eles já têm muitos. Mas, penso: por que não dar, se eu tenho dinheiro e posso?"

Ninguém melhor do que eu, mãe ou pai como você, para saber o quanto nos é difícil negar coisas a criaturinhas tão fofas e sedutoras quanto os nossos filhos pequenos ou aos nossos lindos, fortes e sedutores adolescentes. Sendo de classe média ou alta, na maior parte das vezes temos os recursos para atendê-los, e, então, nos perguntamos o que representa um carrinho a mais, um novo brinquedo, mais um tênis? Se temos o dinheiro necessário para comprarmos o que querem, por que não satisfazê-los? Se o nosso filho pediu três pacotes de balas e não um apenas, por que não atendê-lo? Se podemos sair de casa escondidos para que não chorem, por que provocar lágrimas? Se lhe dá tanto prazer comer todos os bombons da caixa, por que fazê-lo pensar nos outros? Além do mais, é tão mais fácil e mais agradável sermos "bonzinhos"...

O problema é que ser pai é muito mais do que apenas ser "bonzinho" com os filhos. Ser pai é ter uma função e responsabilidade sociais perante nossos próprios filhos e a sociedade também. Portanto, quando decido negar uma roupa a mais a um filho, mesmo podendo comprar e sofrendo por dizer-lhe "não", porque ele já tem outras dez ou vinte, estou ensinando que existe um limite para o TER. Estou, indiretamente, valorizando o SER. Quando cedemos a todas as reivindicações, estamos caracterizando uma relação de dominação, estamos colaborando para que a criança depreenda do nosso próprio exemplo o que queremos que ela seja na vida: uma pessoa que não aceita limites e que não respeita o outro enquanto indivíduo. Porque, para poder ter tudo na vida quando adulto, fatalmente ele terá que ser um indivíduo extremamente competitivo e provavelmente com muita "flexibilidade" ética. Caso contrário, como conseguir tudo? Como aceitar qualquer derrota, qualquer "não", se nunca lhe fizeram crer que isso é possível e até normal?

Não estou defendendo que se crie um ser acomodado, sem ambições e derrotista. De forma alguma. É o equilíbrio que precisa existir: o reconhecimento realista de que, na vida, às vezes se ganha, e, em outras, se perde. Para fazer com que um indivíduo seja um lutador, um ganhador, é preciso que desde logo ele aprenda a lutar pelo que deseja sim, mas com suas próprias armas e recursos, e não fazendo com que ele creia que alguém (os pais, por exemplo) lhe dará tudo, sempre, e de "mão beijada".

Satisfazer as necessidades das crianças é uma obrigação dos pais, mas é preciso que distingamos claramente o que são realmente necessidades e o que são, na verdade, apenas desejos derivados da nossa própria incapacidade de julgar, subjugados que estamos ao consumismo, à competitividade exacerbada da nossa sociedade, ao individualismo e aos nossos próprios medos e frustrações. Esses desejos os pais têm o direito de negar, quando acharem necessário e educativo.

CAPÍTULO 3

A questão da auto-estima

> *"A criança calma, meiga e sensível tem auto-estima elevada? Ou é apenas um aspecto da personalidade?"*
>
> *"Sabendo que o tempo harmônico que passamos com a criança é o que mais pesa, como fica a auto-estima se 90% do tempo que estamos juntas tenho que ficar chamando-lhe a atenção e corrigindo-a?"*
>
> *"Acho meu filho de nove anos muito tímido, só fala baixinho e fica todo vermelho e com as orelhas quentes quando alguém lhe dirige a palavra. Será que ele está com problemas de auto-estima? O que posso fazer para ajudar?"*
>
> *"Como fica a auto-estima de uma criança se pai e mãe não concordam em muitas coisas e há sempre mil discussões na frente dela?"*

Uma das grandes preocupações do momento em educação e psicologia é a auto-estima. Professores, psicólogos e pais debruçam-se sobre a questão com cuidado crescente. Esclarecer alguns pontos básicos parece-me, portanto, valioso e útil.

Auto-estima (auto-imagem ou amor-próprio) é a forma pela qual o indivíduo percebe seu próprio eu. É o sentimento de aceitação da sua maneira de ser. Se a pessoa se vê de forma positiva, valorizando suas características, podemos dizer que tem *auto-estima elevada* ou *positiva*. Se, ao contrário, ela não se aceita ou se desvaloriza, isto é, se há inconformidade consigo mesma, dizemos que tem *baixa auto-estima* ou *auto-estima negativa*. O cuidado especial com o tema deve-se ao fato de que indivíduos com baixa auto-estima têm possibilidades maiores de apresentar problemas como depressão e insucesso profissional, entre outros. O risco de fazerem uso de drogas e tornarem-se dependentes químicos é também mais elevado. São também passíveis de serem manipuladas e de cederem às pressões do grupo com mais facilidade. Daí porque, dentre as medidas de prevenção ao uso de drogas, inclui-se hoje o trabalho no sentido de melhorar a auto-estima.

A auto-estima começa a se formar muito cedo. Desde bem pequena a criança, em interação com o meio, através das experiências, vai incorporando idéias sobre si, que influenciarão suas atitudes posteriores. Nem preciso dizer o quanto nós, pais e professores — mais uma vez, *tadinhos de nós*, quanta responsabilidade sobre nossos ombros! —, temos peso na formação desse conceito. Embora não seja o único fator determinante, a ação de pais e docentes é essencial.

O que fazer, portanto, para que nossos filhos e alunos se vejam a partir de uma ótica positiva? O que pode beneficiar ou prejudicar esse processo?

Uma das atitudes mais importantes é *o respeito pela dignidade da criança*. Tem gente que acha que, como a criança é pequena, não tem ainda sensibilidade nem percepção. Daí que falam e agem de acordo com essa idéia, inverídica. Mesmo a criança pequena sente-se menosprezada se não levam em consideração seus sentimentos, se não atendem suas necessidades e desejos (evidentemente os que podem ser atendidos), se não é ouvida com atenção, se, sem nenhum motivo, ordens são dadas aos gritos e se não há respeito mínimo a sua privacidade. Este é o primeiro passo: avaliar até que ponto tratamos a criança com respeito.

Muitas pessoas relacionam-se com os vizinhos e amigos com educação e deferência, mas não fazem o mesmo com as crianças. Por outro lado, é bom lembrar que tratar as crianças de forma digna não impede que as eduquemos, que estabeleçamos limites, regras, que digamos não quando necessário, e que também possamos fazer críticas construtivas sempre que preciso. Respeitar a privacidade também não significa que os pais não possam entrar no quarto da criança nunca, ou fazer uma faxina quando necessário, e, até mesmo, insistir para que mantenha o cômodo minimamente arrumado e limpo (sem mania de limpeza ou exageros, é claro).

Outro elemento fundamental é *descobrir e ressaltar as qualidades e o valor que cada uma de nossas crianças tem*, evitando, o mais possível, fazer comparações — especialmente as desabonadoras — entre elas. Toda criança tem, desde a infância, características de personalidade que a diferenciam e individualizam. É claro que determinados traços — a capacidade de fazer cálculos matemáticos com rapidez, por exemplo — são valorizados e tidos como qualidades, enquanto outros — a timidez, por exemplo — são encarados como "defeitos". Se os adultos que convivem com a criança ou o jovem passam a maior parte do tempo ressaltando aquilo que a sociedade convencionou chamar de "defeito", elas começam a se ver como seres incompletos e incapazes, o que, sem dúvida, irá contribuir muito pouco para que tenham auto-estima elevada. Se, ao contrário, as qualidades e virtudes são ressaltadas com freqüência, a possibilidade de ter auto-estima positiva cresce bastante. *"João não dá para esportes"*, ouvido durante anos, poderá levar João a evitar qualquer atividade relacionada. *"Angélica, minha filha mais velha, é linda; mas a caçula, Antônia, em compensa-*

ção é muito simpática" quase com certeza levará Antônia a introjetar a idéia de que é feia. Claro que isso não significa desconhecer ou encobrir a realidade e as capacidades de cada criança. No entanto, é mais produtivo ressaltar os pontos fortes, em vez de citar sempre as dificuldades, e, acima de tudo, é bom evitar as comparações. Quando estiver querendo, por exemplo, que seu filho aprenda a ser mais perseverante, faça-o através da estimulação e elogios a cada pequena vitória, sem dizer "aprenda com seu irmão; ele, sim, insiste até conseguir". Isso promove mágoas, ciúmes e disputa entre os irmãos. E nós não queremos nada disso, não é mesmo?

Confiar na criança contribui de forma muito positiva. Se seu filho lhe relata algo e vê que, em seguida, você vai "tirar a limpo" com outra pessoa a veracidade do fato, é claro que sentirá que você não acredita nele. A criança reflete, de forma contundente, essa imagem que os pais têm dela. Se não crêem nela, ela tende também a não crer em si. Além disso, é preciso demonstrar confiança e fé na capacidade de o filho realizar aquilo a que se propõe. Se a criança diz que vai fazer uma pintura para a vovó e é estimulada alegre e confiantemente ("Ah, sim, faça isso... você pinta lindamente e sua avó vai ficar orgulhosa!"), acreditará na sua capacidade. Se não foi bem na escola num determinado bimestre, e os pais demonstram que sabem que o filho vai superar aquela dificuldade, estimulando-o com palavras e atos ("Isso pode acontecer com qualquer um, sei que você vai arrasar no próximo bimestre! Se precisar de alguma coisa, estou aqui para ajudar"), a chance de superar a crise é muito maior. O mesmo se dá em relação aos professores.

Por outro lado, é bom *não criar expectativas exageradas*. Quer dizer, se, desde pequeno, você começa a dizer para seu filho, a família e os vizinhos tudo que "ele vai ser quando crescer", pode estar ativando um nível de metas que a criança nem sempre se sente capaz de alcançar, tornando-a ansiosa "por fazer coisas sensacionais". As realizações simples do dia-a-dia — que, aliás, deveriam ser metas suficientes para todos —, como passar de ano, tirar notas boas, ter um bom emprego e uma relação afetiva feliz, acabam obliteradas pelo desejo, por exemplo, de ser o melhor da classe, ter o maior salário ou ser alguém muito famoso. Menos do que isso será considerado sempre muito pouco e, obviamente, motivo de frustração e baixa auto-estima. Basicamente, o que importa é que tenhamos equilíbrio para não deixar de incentivar nossos filhos a progredirem, a irem adiante e a vencerem suas próprias limitações, nem tampouco fazer com que se considerem verdadeiros super-homens, imaginando-se acima ou melhores do que os colegas, adotando posturas prepotentes ou de menosprezo pelos demais. Os docentes devem atuar da mesma forma.

Também é importante fator de auto-estima *separar o ato do autor*. Quando seu filho (ou seu aluno) fizer algo inadequado, evite generalizar; não o critique como pessoa. "Eu já sabia que você era um preguiçoso, mas agora, depois desse boletim, tenho certeza" ou "Nem preciso perguntar quem quebrou o abajur da sala, o desastrado da casa, quem mais?..." — nada mais eficiente do que ataques pessoais para fazer com que a criança sinta-se um zero à esquerda. E para que tenha a confirmação de suas suspeitas: "Eu sabia que nada iria adiantar, meus pais (ou professores) não vêem mesmo meus esforços, para que lutar?"

A confirmação de que sua concepção de que não tem valor é verdadeira poderá consolidar o conceito de menos-valia, que dificilmente será superado. Se, ao contrário, ao chamarmos a atenção dos nossos filhos para o que fizeram de errado, fixarmos o ato em si ("Meu filho, isso que você fez não combina com você" ou "Tenho certeza de que você pode fazer melhor que isso, conheço sua capacidade"), estaremos possibilitando seu crescimento e a superação do problema, sem abalar a auto-estima. As censuras devem dirigir-se ao fato concreto e não à personalidade ou características da pessoa. Os professores também devem agir com esse objetivo em mente. A crítica pode e deve ser feita, afinal nossos filhos estão em processo de crescimento e de formação. Nada mais natural, portanto, do que fazer uma criança reconhecer que errou ou que poderia ter feito melhor uma determinada tarefa. A própria criança ou jovem percebe quando algo está malfeito e recebe elogios que não refletem a realidade. Seja autêntico, sem ferir suscetibilidades. É preciso apenas evitar colocar a crítica como característica da pessoa. Tendo esses cuidados, pais e mestres estarão contribuindo decisivamente para a auto-estima positiva das novas gerações.

CAPÍTULO 4

Ensinando integridade num mundo corrupto

"Sempre procuro ensinar meus filhos a serem honestos, corretos e honrados. Mas confesso que às vezes me sinto perdida... Afinal, vejo tantos amigos e vizinhos agindo de forma errada e nem ao menos orientando os filhos quando eles fazem coisas absurdas... Fico com medo de que meus filhos sejam os únicos a agir de forma íntegra e acabem depois se dando mal na vida, porque não saberão enfrentar os 'espertinhos' que são tantos hoje. Estarei agindo certo ao exigir honestidade nesse mundo de corrupção e impunidade?"

Contou-me uma amiga que, outro dia, seu filho chegou em casa exultante... Afinal, não é sempre que se tira dez em física... Ela percebeu, no entanto, que o professor havia se enganado na correção. Qual não foi sua surpresa quando ele lhe disse que não poderia, de forma alguma, apresentar o erro para revisão, porque "ninguém devolve nota..." Foi preciso muita paciência para convencê-lo. Tinha medo das "gozações" dos colegas.

Às vezes é um fato corriqueiro que nos faz perceber quantos difíceis dilemas as crianças terão que resolver até que se tornem adultos íntegros.

Não faz muito tempo, ser "um bom menino" significava, como dizia o palhaço Carequinha, não fazer pipi na cama nem fazer malcriação, concluir o trabalho de casa com capricho, deixar o quarto mais ou menos arrumado, não falar palavrão, dirigir-se respeitosamente aos mais velhos — tarefas, enfim, razoavelmente simples de serem aprendidas. Isso porque valores como honestidade e integridade não estavam ainda em discussão.

Ser um "bom menino" hoje significa não apenas saber o que é certo ou errado, mas também conseguir se opor a atitudes (bem freqüentes) que contrariam os princípios norteadores da sociedade — o que não é nada fácil nem para adultos, quanto mais para crianças e jovens.

Opor-se ao grupo e fazer escolhas adequadas demandam forte grau de segurança. Mais ainda: significam que nossos filhos têm que estar certos, em primeiro lugar, de que solidariedade, justiça e honestidade, por exemplo, não estão "fora de moda". Precisam, acima de tudo, acreditar que, mesmo quando *parte* dos homens não respeita esses princípios, não há a mínima condição de vivermos com segurança sem eles.

Como convencê-los, no entanto, se a TV, as novelas, as atitudes de muitos adultos, os jornais, alguns programas humorísticos e até certas músicas os bombardeiam com mensagens antiéticas? Como convencê-los, se parte dos colegas, com os quais convivem, quebram vidraças, desrespeitam os mais velhos, picham muros, destroem o mobiliário das escolas, dirigem sem carteira aos 16 anos ou falsificam documentos para poder entrar nas boates antes da idade permitida em lei, por vezes com a anuência dos responsáveis?

Criar adultos dignos depende basicamente de duas coisas: da maneira pela qual nós, pais, vivemos o dia-a-dia e da confiança que temos nos valores que guiam nossas ações. Ou seja, é necessário não só sermos íntegros, mas também não duvidarmos da força dos nossos princípios. Quando crianças e jovens percebem nos seus mais fortes modelos (nós, seus pais!) segurança inabalável na retidão, na cooperação, na honra — *independente do que estejam fazendo os vizinhos, parentes e amigos* —, eles muito provavelmente também acreditarão. Se, ao contrário, já que há tanta corrupção e impunidade, os próprios pais começam a lassear seus conceitos ou a repetir diariamente "que o Brasil não tem jeito", em que irão seus filhos acreditar? Por que e para que irão lutar?

O perigo maior para um jovem não são as drogas: é não crer no futuro e na sociedade em que vive. A falta de esperança, essa sim, é que pode levar à depressão, ao individualismo, ao consumismo exacerbado, ao suicídio, à marginalidade e às drogas. Em contrapartida, a convicção num caminho produtivo a ser trilhado e o desejo de contribuir fazem com que os jovens progridam, criem, estudem e realizem. E para ter essa confiança eles precisam conviver com pessoas que, não apenas vivam de acordo com esse modelo, mas também que não se deixem abalar pelas notícias negativas veiculadas diariamente na mídia. Existe, sim, gente desonesta, o que não significa que muitos outros — muitos mais — não sejam dignos, trabalhadores e corretos. Precisamos lutar vigorosamente para que nossos filhos percebam que quem leva o Brasil adiante é *a maioria silenciosa*, aquela formada por pessoas honestas e trabalhadoras, e que, por isso mesmo, não constituem notícia, nem, portanto, aparecem nos jornais e na TV.

Os pais têm papel primordial na estruturação do caráter dos filhos. Resgatar a ética é hoje questão de sobrevivência. Que jovem poderá resistir às pressões negativas de uma sociedade em crise, senão aquele que tenha internalizado o respeito por si próprio e pelo outro? Para isso é preciso, em primeiro lugar, que se reconheçam num modelo — isto é, *que saibam quem são*, que façam identificações adequadas. E para tanto precisam de modelos fortes e seguros, que não duvidem nem desanimem a cada notícia negativa nos jornais, ou a cada mau exemplo nas vizinhanças.

Muita gente acha que ensinar integridade é impossível nos tempos modernos. Talvez ignorem que isso se faz basicamente através de exemplos concretos de vida. Se os pais — "sem muito discurso" — vivem de acordo com princípios, estarão encorajando os filhos a seguirem seus passos, mesmo sem perceber. Quer dizer, não mentindo, não aceitando uma conta errada no restaurante, chegando à hora combinada aos encontros, respeitando a lei, não mudando ou querendo mudar as regras do jogo de acordo com as conveniências do momento, e, especialmente, não disseminando amargura e descrença, simplesmente porque nem todos agem de maneira honesta. Na grande maioria dos casos, essa forma de viver será suficiente para que seus filhos acreditem nos valores... Afinal, não podem contestar — estão vendo! —, vocês vivem de acordo com o que defendem!

Por fim, é bom lembrar que, especialmente quando nossos filhos chegam à adolescência, quase com certeza, irão opor alguma (ou bastante) resistência ao que defendemos. Não nos deixemos iludir pelas aparências — especialmente não desanimemos! Eles estão lutando para se independentizar e isso pode significar ficar contra tudo (literalmente TUDO, para nosso desespero) que nós, pais, postulamos. Ainda que seja difícil acreditar, nossas lições nunca são inúteis. Enquanto nossas atitudes forem coerentes com nosso discurso, estaremos provendo a base para a qual eles retornarão quando a época da rebeldia terminar. E, mesmo na fase mais aguda de auto-afirmação, raramente se afastarão dos conceitos essenciais. Poderão até fazer algumas bobagens, mas nada que fira de forma irremediável a ética e os valores que aprenderam, por toda sua curta vida, a respeitar.

Mesmo quando parece que não nos ouvem nem vêem, é a nossa integridade que serve de fundamento para nossos filhos, hoje e sempre.

CAPÍTULO 5

Desenvolvendo valores sem se tornar "careta"

"Sei que é muito importante ensinar meus filhos a serem homens bons, corretos e honestos. Mas, cada vez que toco nesses assuntos, eles (que agora já são adolescentes, com 13 e 15 anos) demonstram que acham 'um saco' ou me olham com aquele olhar 'parado', sabe, de quem não quer ouvir. Fico sempre com a sensação de que eles me acham boba ou uma chata. Acabo ficando inibida de falar sobre valores, porque fico me sentindo 'careta'. O que posso fazer para interessá-los?"

Apenas ouvindo e vendo os pais agirem na vida e no dia-a-dia, os filhos estão aprendendo sobre caráter e sobre os valores morais que são importantes para você e seu marido. Desde criança os filhos vão adotando valores éticos a partir da vivência em família; e costumam saber muito bem quais as palavras e coisas que têm valor para os pais.

Agora que seus filhos estão começando a desenvolver seu próprio jeito de ver o mundo, é um bom momento de se discutir esses valores, de modo que possamos trazer à tona determinados conceitos que antes não foram abordados e saber o que nossos filhos pensam a respeito. O que fala mais alto, porém, é o exemplo, o que eles presenciaram durante toda a infância. Não há possibilidade de discussão a respeito de valores se a prática é uma e a teoria, outra. O melhor método para destruir um valor é dizendo "faça o que eu digo, mas não faça o que eu faço".

Mas, se você não foi até hoje um modelo ético, ainda é tempo de mudar. E, mudando, seus filhos também mudarão com o tempo e com persistência.

Se, por outro lado, você e seu marido sempre foram pessoas éticas, quase com certeza a estrutura moral básica de seus filhos está formada. Porém, a adolescência é uma boa hora para se conversar e explicar por que sua vida se rege por esses valores. Hoje em dia, nem todos mostram aos filhos adolescentes o que é certo, o que é bom, o que é ruim.

Os altos e baixos do dia-a-dia dão a nós, pais, excelentes oportunidades de trazer à tona esse tipo de discussão. Quando você escuta seus filhos falando com crueldade ou deboche sobre um colega, quando você vê seu filho em dúvida sobre uma decisão, ou se seu filho sofreu com a crueldade ou a falta de ética de outros, use essas experiências como oportunidades de ensino. A seguir, alguns exemplos do que pode ser usado para esse fim. Mais do que oportunidades de dizer o que é certo e errado, é a chance de discutir com nossos jovens, de fazê-los pensar a respeito.

Abra seus olhos para as coisas que estão acontecendo na vida dos seus filhos adolescentes, mas, antes de tudo, abra seu coração e aprenda a ouvi-los mais do que falar.

Nunca tema parecer "chata" ou boba, pois todos os filhos adolescentes julgam os pais "estorvos necessários". Mas isso passa, pode ter certeza. Demora, mas passa. E nós, adultos, temos que mostrar convicções e que não tememos a opinião dos outros. Devemos mostrar respeito pela opinião alheia, mas nunca temor de sermos diferentes. Caso contrário, como desejar que nossos filhos tenham condições de se opor, de dizer não, quando os colegas lhes propuserem ações inadequadas ou antiéticas?

Empatia e gentileza

Já pensou como será viver num mundo em que cada um pensa apenas em si? Desenvolver a empatia significa desenvolver a capacidade de pensar no outro, antes de pensar em si mesmo. Bem, quem sabe, para melhorar o mundo, não seria suficiente desenvolver nos nossos filhos (e em muitos de nós adultos, também — ou principalmente?) a capacidade de pensar no outro e não somente em si próprios?

Seus filhos precisam ver na prática esses valores todos os dias, porque eles aprendem a tratar as pessoas com gentileza de duas maneiras: eles olham como você trata as outras pessoas e também como você os trata. Na vida corrida de hoje em dia, pode-se pensar que não há tempo nem lugar para a gentileza, mas na verdade existem milhares de oportunidades. Gentileza significa que você se preocupa em como as pessoas vão se sentir. Isso, no dia-a-dia das pessoas sensíveis, faz a vida mais bonita, faz valer a pena viver. Isso requer que não se seja uma pessoa centrada em si própria. Quando se dá um bom-dia com um sorriso, quando se pede licença para levantar da mesa ao terminar a refeição, a vida em comum vai se tornando mais agradável. E as pessoas se sentem mais amadas e, conseqüentemente, mais felizes. E gentileza realmente gera gentileza. Se seu filho lhe falar com rispidez, diga-lhe com muito carinho, mas com o olhar triste, que você não espera dele esse tipo de atitude. Se a vovó está doente, lembre aos seus filhos de dar um telefonemazinho para saber como ela está. O jovem tende a não se lembrar de nada. Nessa idade, é fogo! Há um recrudescimento do egocentrismo, gerado pelas próprias dificuldades da fase. Mas nada que um lembrete carinhoso não resolva. Lembre-se sempre do estímulo positivo: "Querido, não vai dar uma ligadinha para saber da vovó? Ela vai ficar tão feliz!!!" Em vez de dizer: "Será que um dia você poderia lembrar que existem outras pessoas?"

A melhor maneira de desenvolver empatia, por exemplo, é trabalhando junto com outros em alguma causa social comum. Se você faz algum trabalho voluntário, explique ao seu filho por que o faz. Leve-o junto quando for. Encoraje-o a participar e a adotar esse espírito. Embora as agendas dos adolescentes de hoje estejam sempre muito cheias, sempre vai existir alguma entidade que se encaixe no tempo livre que ele tem disponível. Se você coletou alimentos, encarregue seu filho de levar. Mesmo de má vontade, lá, na hora "H" ele vai se sentir bem. É assim que se começa a perceber como é bom se sentir útil e produtivo. Ah, não se esqueça de elogiar e agradecer a colaboração. Uma coisa que eu sempre dizia (e digo ainda) aos meus filhos é: "Querido, que bom, sua 'continha' no céu continua aumentando!"

Existem hoje muitas entidades que aceitam trabalho voluntário. Certamente haverá alguma que atenda as possibilidades de cada um. Seja o jovem que gosta de trabalhos na área de saúde, na política, proteção ambiental, educação, prevenção ao uso de drogas, enfim, seja qual for o interesse demonstrado, incentive-os a dar um pouco de si, em vez de só receber.

O trabalho voluntário traz benefícios importantes porque, além do trabalho social, faz ver o mundo de um outro prisma e também serve como um campo de experiência profissional. Trabalhar numa área de interesse primário faz com que o jovem perceba se realmente gosta ou não daquele tipo de trabalho, servindo, portanto como um campo de teste vocacional, com a grande vantagem de ser uma experiência prática que ele está vivenciando.

Toda vez que nos relacionamos com outras pessoas, estamos transmitindo aos nossos filhos, de maneira prática e concreta, ensinamentos sobre gentileza e empatia. Se você mostra gentileza na maior parte das vezes em que lida com outras pessoas, se na sua fala transparece o cuidado, a preocupação real e concreta com o outro, com certeza você estará propiciando a seus filhos as melhores lições sobre o assunto.

Se a tônica de suas atitudes demonstra o interesse pelo outro, seus filhos estarão vivenciando aulas práticas de gentileza e empatia.

Se você dá um bom-dia verdadeiro, olhando nos olhos do outro; se no trânsito você, ao levar uma "fechada", não se enfurece e, pelo contrário, ainda diz ou pensa "coitado, deve estar cheio de problemas!"; se alguém de televendas lhe telefona e oferece alguma coisa que você não quer comprar, mas você entende que ele está trabalhando e não bate com o fone e, ao contrário, delicada mas decididamente apenas recusa e ainda lhe deseja um bom dia; se você age assim, não está apenas falando com terceiros: você está também falando com os seus filhos, que, de olhos e ouvidos muito atentos, estão ali, ao seu lado, absorvendo e aprendendo com cada uma das suas atitudes.

Quando, em conversas na família, você fala de terceiros com compreensão e tolerância, a tendência é que seus filhos aprendam esse tipo de comportamento. Tente falar com afeto sobre as pessoas ou então fale menos violentamente quando for para criticar. Os jovens tornam-se mais críticos quando convivem com pessoas muito severas no julgamento alheio e tendem a ser mais tolerantes quando os pais também o são.

Evite chamar as pessoas de loucas, malucas, "safadas" etc. Tente ver o que elas têm de bom — seus filhos vão aprender a dar valor à dignidade e às necessidades humanas. São as suas ações principalmente que farão com que desejem agir da mesma forma. Se você respeita os outros, seus filhos provavelmente também respeitarão.

Se eles se sentem seguros e valorizados por você e seu marido, provavelmente desenvolverão auto-estima positiva e respeito próprio. Você faz seus filhos se sentirem valiosos, respeitáveis e seguros quando se mostra delicado com eles, quando acolhe seus sentimentos, escuta de fato suas idéias, e, mesmo quando não concorda com elas, diz: "Eu sei que é importante para você, então vamos conversar sobre isso."

Conte-lhes sobre jovens que cometem suicídio devido a perseguições e brincadeiras de mau gosto dos colegas de classe. Pergunte o que eles acham de jovens que conseguem ser tão cruéis com os colegas, a ponto de fazê-los querer desistir da vida ou, que ainda que não cheguem a esse extremo, os faz sentirem-se desprezados, mal-amados etc. Pergunte-lhes se já viram acontecer isso na sua escola e o que fariam se acontecesse com eles; ou se os amigos começassem a perseguir ou a fazer gozações com um colega devido à sua aparência. Peça que pensem em como agiriam. Fale também sobre a exclusão dos jovens que não pertencem ao grupo e em como as pessoas precisam se sentir queridas. Incentive-os a doar sangue, a participar de campanhas. Enfim, mostre-lhes que o mundo precisa muito receber amor e solidariedade.

Integridade

Os pais têm muitas oportunidades de ensinar integridade aos filhos, aproveitando situações corriqueiras do dia-a-dia.

Ter integridade significa ser verdadeiro, forte, capaz de lutar e ser fiel as suas palavras e decisões. Parece que hoje as coisas não funcionam muito assim para todos e isso pode ser um péssimo exemplo para a formação dos nossos filhos. Numa época em que as pessoas dizem "às 8:00 na porta do cinema", e isso na verdade significa "talvez eu esteja lá, se der tempo"; ou quando "eu prometo" não significa absolutamente um compromisso, nada portanto, você pode mostrar pelos exemplos e por suas expectativas que essa não é a forma pela qual uma pessoa íntegra age.

Se você diz "eu te pego às duas", ou "eu vou assistir ao seu jogo no sábado", esteja lá. Seus filhos vão ter uma idéia péssima do que é integridade se escutarem com freqüência: "ah, sei que prometi levar você ao *shopping* hoje, mas estou cansado; na próxima semana eu levo";

"ah, eu sei que prometi assistir ao jogo na escola, mas teve uma festa surpresa lá no trabalho para um amigo e aí não deu"... Se isso ocorrer uma vez, tudo bem. Ter flexibilidade e tolerância à frustração também são competências importantes a serem desenvolvidas. No entanto, se essas desculpas são uma constante, elas acabam constituindo uma forma de ser que, sem dúvida, influenciará seus filhos. Eles não só saberão que o que você fala não é para valer, como tenderão a acreditar que podem agir da mesma forma.

O mais difícil atualmente em relação à integridade é a relativização existente. Grande parte das pessoas tende a "torcer" a lei a seu favor, ao mesmo tempo que exige rigidez e dureza no cumprimento da mesma quando outros a burlam. Na verdade, isso é conseqüência da corrupção e da impunidade vigentes. Mas ou se é honesto ou não. Para muitas pessoas isso é difícil de aceitar quando outras, à sua volta, usam racionalizações para justificar ações menos corretas ou para alcançar vantagens, colando nos testes e provas, tomando esteróides para conseguir uma melhor *performance* atlética, mentindo para conseguir o que desejam etc. Nessas circunstâncias, você só pode ajudar seus filhos se tiver bastante certeza e for muito assertivo nas várias circunstâncias em que a honestidade e a integridade estejam sendo ameaçadas. Deve-se deixar claro que o errado é errado, que desonestidade é desonestidade, mesmo que eles lhe contem e assegurem que os amigos fazem ou que "todo mundo faz". É um direito dos pais, nesse momento, até mesmo exigir que reparem o mal feito.

Direito é direito mesmo quando ninguém está fazendo direito. E, é claro, desde que você acredite nisso e viva de acordo com essa premissa.

Sempre que uma ocasião se apresentar — de preferência, verídica —, discuta com seus filhos esses dilemas do dia-a-dia.

A seguir, uma série de sugestões que podem ser aproveitadas para desenvolver a reflexão sobre integridade.

- Apresente fatos como o dos dois meninos que acharam uma carteira com duzentos reais no chão do Aterro do Flamengo e entregaram à polícia. Alguns colegas os acusaram de loucos por não terem ficado com o dinheiro. Pergunte-lhes o que eles fariam no caso e discuta a atitude dos meninos e dos colegas.

- Discuta sobre o que fariam se recebessem um troco a mais. E se fosse um troco grande?

- Pergunte-lhes o que fariam no caso de um chefe mandar mentir para um cliente. Peça que pensem se concordariam para não perder o emprego.

- Pergunte-lhes se, em alguma situação, consideram a mentira uma possibilidade e peça que digam em qual.

- O que fariam se um colega lhes dissesse que tem o gabarito da prova da próxima semana?

Em suma, desenvolver o hábito de pensar é essencial para que nossos filhos desenvolvam a capacidade crítica e habituem-se a analisar rapidamente situações que podem surgir a cada instante na convivência com amigos e grupos. E, especialmente, faça com que raciocinem sempre a partir dos valores éticos praticados e defendidos pela família.

Essa é uma fórmula muito eficiente para que nossos filhos, especialmente os adolescentes, aprendam e se capacitem a dizer não quando uma situação de desafio surgir. Assim, dizer "não" ao uso de drogas, que, certamente, em algum momento lhe será oferecida na boate ou numa festa; dizer "não" quando o convidarem a participar de um espancamento, um assalto ou qualquer ato violento ou ilegal será automático, ainda que seja difícil se contrapor ao grupo. A razão desenvolvida e trabalhada e os valores morais introjetados impedirão que a emoção, a insegurança ou o medo de serem rejeitados pelo grupo prevaleçam.

Quero dizer que "aula teórica de moral e cívica" até saiu do currículo escolar, porque ninguém quer ficar "escutando lições de moral". Já se estivermos conversando informalmente com nossos filhos sobre questões que eles viram acontecer no dia-a-dia ou que a televisão acabou de mostrar, e que de alguma forma podem estar bem próximas de sua vivência e realidade, esse "papo" será bem-vindo.

CAPÍTULO 6

Prevenindo contra a marginalização

"Quando me lembro da infância, sinto que meus pais eram muito mais seguros e tinham menos dificuldades de lidar conosco do que eu com os meus filhos. A cada dia sinto-me invadida por sentimentos de medo, insegurança e nunca acho que fiz tudo como devia. Sinto-me sempre em dívida com eles, por mais que faça. Às vezes fico verdadeiramente perdida, com medo de que acabem fazendo besteira por aí, ou usando drogas. Gostaria de ter mais certeza do que devo fazer para educar meus filhos."

A situação da relação pais e filhos hoje, sob a influência da pedagogia liberal e da psicologia, caracteriza-se basicamente por:

a) um desejo consciente e voluntário — por parte dos pais — de não exercer uma educação tradicional, vista como autoritária, de não repetir o modelo recebido de seus próprios pais; o desejo de, antes de tudo, ter uma relação na qual o diálogo com os filhos seja a tônica. No seu dizer: "o desejo de serem amigos e não pais dos filhos";

b) um sentimento indefinido, mas muito presente, de insegurança quanto a modelos, atitudes e possibilidade ou não de exercer qualquer tipo de controle e de estabelecer limites para os filhos;

c) um inequívoco e incômodo sentimento de culpa, presente tanto nos pais quanto nas mães, sobretudo nestas últimas. Uma hierarquia de culpa bem definida, num *continuum* que vai do pai (menos culpado) até a mãe que trabalha fora em horário integral, esta última no topo da hierarquia.

Esse fenômeno, basicamente detectado de três décadas para cá,* tem várias causas. Dentre as mais marcantes podemos evidenciar:

- o psicologismo;

- o pedagogismo;

- as mudanças ocorridas na sociedade nas últimas décadas, tais como o advento da televisão enquanto instrumento de apelo ao consumismo exacerbado e como elemento criador de comportamentos e necessidades;

- a exacerbação do individualismo em detrimento de posturas mais humanistas e sociais;

- a nova estrutura de poder na família, que assomou motivada pelas distorções de conceitos oriundos da Escola Nova, da psicologia e da psicanálise, levando à centralização da criança como elemento com novo poder na hierarquia;

- a crise institucional por que passa a sociedade brasileira: o triunfo da corrupção; a lerdeza e a tibieza do Poder Judiciário; os escândalos financeiros; os desvios de verbas públicas e, principalmente, a impunidade dos culpados, levando os pais a questionarem, pela primeira vez em décadas, sobre a propriedade ou não da transmissão de valores éticos até então inquestionados e preservados, gera-

---

* Zagury, T. *Sem padecer no paraíso: em defesa dos pais ou sobre a tirania dos filhos.* Rio de Janeiro: Record, 1991.

ção após geração, através da ação educativa intrafamiliar;

- a dificuldade adicional acarretada pela uniformização de comportamentos — gerada, em parte pelos meios de comunicação de massa, trazendo a dificuldade "de ser diferente", de agir fora de padrões uniformes e adotados em massa; o conceito de "vencedor", largamente confundido na sociedade capitalista como algo diretamente proporcional à possibilidade de aquisição de bens materiais e sua identificação com o conceito de "felicidade" levando ao aprofundamento da sociedade do TER em detrimento de uma sociedade do SER e,

- finalmente, em decorrência de tudo isso, a aceitação passiva ou por vezes até o incentivo inconsciente ou pré-consciente da família a condutas antiéticas — tais como "furar" filas nos parques, cinemas ou shows; a aceitação ou incentivo à "cola" e a atitudes desonestas —, vistas agora como válidas ou, ao menos, aceitáveis, para superar problemas e dificuldades imediatas; a competição desvairada; a não-aceitação por pais e filhos de quaisquer sanções que a escola ou a sociedade tente impor; a difusão e a aprovação de idéias tais como "achado não é roubado", "levar vantagem em tudo"; o estabelecimento de uma lei para si e uma outra para os outros, enfim uma série de posturas indicativas de que a família vem, gradativamente, abandonando o papel prioritário de geradora da ética, de fazer desabrochar o cidadão do futuro, com uma crença profunda e arraigada na democracia, na igualdade de direitos e deveres.*

O que vemos hoje é a família criando, em seu lar, pequenos monstrinhos de egoísmo, centralizada que está no medo de castrar, de frustrar, de podar a criatividade de seus filhos, criando, assim, pequenos "super-homens" que não aprendem a dividir, a socializar seus haveres, centralizando-se dia a dia em si mesmos, cada qual preocupado apenas e tão-somente com seu próprio umbigo, numa visão psicologizada e equivocada, sem dimensão sociológica e humana. Sob a alegação de que "a sociedade brasileira não tem jeito", cada um em seu lar espera que o outro se torne honesto para, então sim, ser honesto ele também.

As conseqüências, em âmbito macro, dessa visão pequena e amedrontada da família, que não quer criar em seu lar um "perdedor" numa sociedade que premia os antiéticos, são extremamente graves.

Em relação à escola, tais práticas têm trazido, como decorrência imediata, a tentativa da família de repassar para professores, diretores e demais educadores a tarefa de gerar a ética, de desenvolver habilidades mínimas de convivência e respeito aos seus iguais, ao mesmo tempo que criaram uma dicotomia em que, pela primeira vez na história, escola e família vêem-se em campos de atuação por vezes opostos. Ironicamente, e também devido às dificuldades que relatamos, a família ao mesmo tempo deseja e teme a ação educativa da escola: se por um

---

* Zagury, T. *Educar sem culpa: a gênese da ética*. Rio de Janeiro: Record, 1993.

lado espera — e por vezes até solicita — que a escola ocupe o lugar antes inquestionavelmente ocupado pela família, por outro atropela qualquer tentativa de ação educativa, especialmente no que se refere aos limites e sanções que, por vezes, tornam-se necessárias para o desenvolvimento do cidadão consciente e responsável.*

Urge repensar esse modelo, que vem sendo desenvolvido em nome de uma pseudoproteção de nossas crianças e jovens, o que apenas acirra e avaliza os equívocos de uma situação perversa, mas que pode, sim, ser retomada, revista e corrigida.

É mister, portanto, que a família se questione quanto a:

- Como será a vida das novas gerações no futuro?

- Como será viver numa sociedade em que todos acham que podem tudo?

- Qual o legado que queremos deixar às novas gerações?

- Felicidade é "ter" ou "ser"?

- Uma conduta ética verdadeiramente incorporada leva ao prazer *em-si*, pela crença intrínseca em valores que humanizam o homem.

A certeza de que esta é a postura correta, de que este é o legado que queremos deixar para nossos filhos/alunos e, conseqüentemente, para a sociedade como

---

* Zagury, T. *Escola sem conflito: parceria com os pais.* Rio de Janeiro: Record, 2002.

um todo, é essencial para a prática educativa no lar e nas escolas.

Quando a dúvida, a ingerência externa, a injustiça nos abalarem, fazendo com que questionemos os nossos mais caros valores, voltemos nosso pensamento para o quadro que se segue e pensemos: Que valores queremos realmente desenvolver como educadores na família e na escola, como geradores da ética, dos cidadãos do futuro, de, enfim, um Brasil melhor?

Solidariedade	ou consumismo?
Honestidade	ou "vencer" fácil?
Respeito ao próximo	ou "subir" na escala social?
Amizade	ou interesse?
Honra	ou "flexibilidade de conceitos"?
Responsabilidade	ou descompromisso?
Desejo de servir à sociedade	ou desejo de subir a qualquer preço?
Respeito e valorização do outro	ou utilitarismo?
Generosidade	ou egocentrismo?
Empatia	ou unilateralidade?

Acredito firmemente que todo pai e mãe emocionalmente "saudáveis" sonham ver nos filhos as competências e características que estão na primeira coluna. As dúvidas surgem na prática, pelo medo, pela insegurança e pelo desejo de protegê-los. No entanto, só os estaremos protegendo, de fato, se os ajudarmos a desenvolver as características que os estruturarão e prepararão para enfrentar todas as dificuldades e perigos da sociedade. E isso só se alcança trabalhando a estrutura ética e a formação de valores; valores esses tão firmemente inculcados e introjetados que impedirão a tentação de ceder frente a problemas e dificuldades que certamente surgirão em suas vidas, como ocorre na vida de todos nós.

CAPÍTULO 7

A influência da televisão na formação de crianças e adolescentes

"Gostaria de saber o que de fato já está cientificamente comprovado sobre a relação entre programas violentos e comportamento violento em crianças e jovens. Tenho três filhos e percebo que um deles, o mais novo, fica muito mais agressivo e agitado depois de assistir a alguns desenhos animados. Tenho muito medo, em vista das notícias que lemos nos jornais sobre marginalização de jovens, envolvimento em assassinatos etc. Será que é possível a relação entre uma coisa e outra, como percebo no meu filho, ou seria uma impressão errada e sem fundamento?"

A importância da TV na formação de crianças e adolescentes não é mais uma mera suposição. Existem centenas de estudos, desenvolvidos por especialistas em todo o mundo, cujos trabalhos científicos sobre o assunto demonstram que há uma relação inequívoca entre televisão e comportamento. Também é interessante saber que mesmo os leigos, os adultos comuns, sem maiores aprofundamentos a respeito do tema, acreditam que a violência na mídia gera violência no comportamento.

Por exemplo: um estudo nos Estados Unidos mostrou que 91% dos adultos, não especialistas, acreditam que a violência na mídia tem responsabilidade pelo aumento da violência social.

No Brasil, em 1997, um estudo do Ibope e da empresa Retrato (que fazem pesquisas de opinião) mostrou que 41% dos entrevistados leigos em educação acreditam que a televisão atrapalha os estudos, fere a moral e estimula a violência. No entanto, o mesmo estudo demonstrou que 30% das pessoas acreditam que a televisão diverte, informa, motiva, mostra realidades diferentes, além de facilitar a comunicação entre pais e filhos. Outra vantagem apontada foi a de manter os filhos mais tempo em casa, especialmente os que moram em regiões de risco e maior violência (favelas, bairros de periferia nas grandes cidades etc.).

Controvérsias existem, mas apenas entre aqueles que adotam posturas radicais — uns amam, outros odeiam. De qualquer forma, o que não se pode é ignorar que a mídia eletrônica é um veículo que tem, por força do poder da imagem (que vale mais do que mil palavras, como sabido), capacidade de inculcar idéias, costumes, modas e valores.

Na verdade, o grande problema está no fato de que nem sempre, ou melhor, poucas vezes, infelizmente, essas idéias e valores são semelhantes aos que os pais querem desenvolver em seus filhos. Aliás, hoje, a TV concorre com a família e a religião em termos de valores, e é exatamente esse o grande o problema.

A televisão, em si, não é boa nem má. O que define um programa como apropriado ou não para crianças e jovens é o teor do seu conteúdo. Caso o conteúdo atue de forma a desenvolver valores como solidariedade, justiça, dignidade e honestidade, nossos filhos só terão a ganhar. Já os casos opostos, filmes, desenhos ou programas que só veiculam torpeza, traição, degradação — exacerbando ódios e preconceitos —, esses não poderão contribuir positivamente, é claro. A não ser, como vimos no capítulo anterior, que os pais estejam preparados, dispostos e atentos para discutir esses programas e seu conteúdo com os filhos.

Infelizmente, hoje, em grande parte dos casos, os filhos assistem aos programas sozinhos, seja porque os pais estão, ambos, trabalhando, seja porque, nas camadas economicamente privilegiadas, cada um costuma ter o seu próprio aparelho, ao qual assiste fechado em seu quarto — longe, portanto, dos pais.

Enfim, a verdade é a seguinte: a televisão brasileira, na maioria dos casos, deixa muito a desejar em termos do conteúdo, o que pode trazer, sem dúvida, conseqüências não desejadas.

É importante, no entanto, ressalvar que a violência crescente que se observa na sociedade não pode, de forma alguma, ser atribuída unicamente ao conteúdo dos programas de televisão. Vários estudos sociológicos apontam, entre outras, as seguintes causas da violência:*

- Pobreza
- Racismo
- Desestruturação familiar
- Uso de drogas
- Desemprego
- Exposição excessiva à violência na TV (efeitos inequívocos)
- Expectativa de acesso a bens materiais
- Características pessoais

Fica claro, portanto, que é um conjunto de fatores que, em geral, intervém de forma a provocar ou fazer aumentar a violência. É especialmente interessante ana-

---

* Universidade Federal do Rio Grande do Sul, Instituto de Psiquiatria, *A TV e a violência*, 1997.

lisar o último item (características pessoais), que ajuda a compreender por que numa mesma família, com três filhos, submetidos aos mesmos problemas (por exemplo, pobreza, drogas, desestruturação familiar e exposição excessiva a programas violentos), somente um se marginaliza ou se torna violento, enquanto os outros estudam, ajudam em casa, cuidam uns dos outros etc.

De qualquer forma, é essencial não desconsiderarmos o fato de que o incremento de atos violentos — assassinatos entre eles — vem crescendo de forma alarmante. Só nos EUA, em 1994, ocorreram 10.900.000 crimes violentos. Entre 1976 e 1992, o percentual de vítimas da violência entre 13 e 17 anos cresceu 126%.

Sem dúvida, o impacto da violência na TV torna algumas crianças mais agressivas, como demonstrou um estudo feito em 1982 pelo Gabinete de Saúde Pública e pelo Instituto Nacional de Saúde Mental nos EUA. Esses dados foram confirmados por várias entidades de seriedade indiscutível, como a Academia Americana de Pediatria, por exemplo.

É claro que essa relação torna-se mais palpável de acordo com o número de horas que uma criança ou jovem assiste a TV por dia. No Brasil, a média, segundo o Ibope, é de cerca de 4 horas/dia, quase o mesmo tempo que nossas crianças permanecem em sala de aula.*

Se levarmos em conta que os bebês aprendem por imitação, quer dizer, aprendem a falar ouvindo os pais falarem, e que as crianças baseiam-se principalmente

---

* Pesquisa Ibope / Retrato, 1997.

em modelos para aprender a agir no mundo, podemos deduzir qual a importância da mídia eletrônica.

A televisão foi criada em 1929. Hoje, no Brasil, mais de 90% dos lares têm, pelo menos, um aparelho de TV que fica ligado, em 60% dos casos, inclusive, durante as refeições. Dados revelam que, quanto mais ocupados os pais, mais a TV é utilizada como uma "babá eletrônica".

Outros estudos mostram que há uma correlação inversa entre nível socioeconômico e número de horas de exposição, ou seja, com menos opções de entretenimento, as crianças mais pobres ficam mais horas vendo TV do que as que têm melhores condições financeiras. Além disso, por terem pais menos cultos, são mais sugestionáveis.*

Isso quer dizer que a televisão só traz malefícios? De forma alguma. Na verdade, o que vai determinar o resultado é o conteúdo dos programas. Existem muitos efeitos positivos de bons programas, com conteúdos bem trabalhados e divertidos:

1. Aumentam as habilidades cognitivas, a saber:**
   - Desenvolvem a capacidade de leitura, vocabulário, criatividade, resolução de problemas e a habilidade de cálculos matemáticos;
   - Incrementam os conhecimentos acadêmicos, enriquecendo as áreas de história, artes, música, ciência, literatura etc.

---

* Universidade Federal do Rio Grande do Sul, Instituto de Psiquiatria, *A TV e a violência*, 1997.

** Ibidem.

2. Atuam favoravelmente no comportamento pró-social, despertando sentimentos como:
   - empatia;
   - cooperação;
   - persistência etc.

3. Propiciam conhecimentos nas áreas de nutrição e saúde através de:
   - comerciais;
   - campanhas;
   - inserções de temas de valor educativo, como vacinação, problemas trazidos pelo alcoolismo ou uso de drogas, que já fazem parte de algumas novelas, por exemplo.

4. Discutem questões sociais e políticas, levando ao pensamento crítico divergente, especialmente se apresentam posições antagônicas ou diversas.

5. Aumentam a conscientização.
   Mesmo na TV aberta existem programas de entrevistas e debates (desde que, lógico, comandados por jornalistas ou entrevistadores de alto nível, bem preparados) que oportunizam aos jovens ouvirem opiniões e estudos de cientistas, literatos, artistas etc., sobre os mais diversos assuntos e sob diferentes enfoques, o que sem dúvida contribui para o aumento da conscientização.

Quanta coisa boa a televisão pode oferecer, não é mesmo? O único problema é que tais benefícios só ocorrem quando o programa pretende realmente alcançar esses objetivos. E, infelizmente, hoje são muito poucos os que têm o esclarecimento e a informação não parcial da população como meta.

De modo que, se nossos filhos assistem a quatro horas de TV por dia, talvez possamos dizer, assim sem maiores pesquisas, só pela nossa experiência, que talvez nem uma décima parte traga tais frutos. Acho até que estou sendo bem condescendente... É esse o problema que tanto inquieta pais e professores: o número de horas despendidas pelas novas gerações com televisão, joguinhos eletrônicos e Internet costuma ser — incluídos os fins de semana — maior do que o número de horas em sala de aula. Se aliarmos a esse fato o baixíssimo perfil de qualidade do conteúdo desses veículos — sem querer demonizá-los —, torna-se impossível deixar de analisar os problemas que podem acarretar.

Em outras palavras: que efeitos a exposição excessiva pode causar?

1. Sedentarismo

   Em vez de jogar futebol, correr, pular amarelinha, a criança fica ali, parada, imobilizada em frente ao vídeo. O exercício físico, uma necessidade importante da criança, que atua inclusive no desenvolvimento físico e intelectual, fica muito diminuído.

2. Obesidade

   Com menos exercício, menor o desgaste calórico; como conseqüência, a obesidade pode se instalar muito cedo;

3. Falta de moderação alimentar

   Vender produtos é um grande objetivo televisivo, por isso tantos anúncios — a maior parte — dirigem-se a crianças e jovens, mais influenciáveis; daí a "paixão" por certos refrigerantes, *fast food*, comidas gordurosas e a dificuldade dos pais em manter em casa uma alimentação sadia.

4. Hábitos alimentares desaconselháveis
   Decorrência do item anterior — biscoito, batata frita, doces tornaram-se o prato principal de muitas crianças, especialmente daquelas cujos pais têm dificuldades em estabelecer limites. Não é à-toa que as cardiopatias vêm aumentando muito em jovens, assim como morte por infarto agudo do miocárdio em pessoas com menos de 40 anos, algo que raramente ocorria há poucas décadas.

5. Redução dos contatos interpessoais
   As crianças, hipnotizadas pela televisão, encontram-se menos com os amigos e parentes, o que aumenta a solidão e estimula os relacionamentos apenas formais, sem profundidade; afinal, quatro horas na escola e quatro vendo TV... Pronto, acabou-se o dia!

6. Redução do tempo de sono
   Com dificuldades de estabelecer limites, os pais por vezes desistem de determinar o horário de dormir, o que prejudica não só o desempenho escolar, mas incide também sobre a capacidade de concentração e influencia até mesmo o crescimento, que se faz precipuamente à noite, em repouso, quando o hormônio do crescimento é secretado.

7. Redução do tempo de estudo
   Nem é preciso explicar, não é mesmo? Muita TV — pouco tempo para estudos e leituras.

8. Redução da comunicação interfamiliar
   Hoje não é nada raro as famílias terem uma TV para cada membro, ou quase isso. É claro que dessa forma, cada qual vendo o seu programa, no seu quarto, com os pais ausentes de casa cerca de dez horas, a oportunidade de troca afetiva, de acompanhamento do desenvolvimento intelectual e de formação de valores fica bastante diminuída e, portanto, prejudicada. Mesmo nos casos em que só há uma televisão, a que todos assistem juntos, muitas vezes o diálogo e os comentários críticos não ocorrem, porque o pai, ou a vovó, quer "ver em silêncio".

Infelizmente, a meu ver, esses são os casos menos graves. Porque se analisarmos os efeitos negativos do *conteúdo dos comerciais*, veremos que os estudos apontam:

9. Correlação positiva entre aumento do uso de tabaco, bem como início precoce da atividade sexual.

10. Com média de quatro horas/dia, em um ano, as crianças terão assistido a 14 mil referências a sexo, seja em novelas, programas de auditório, filmes e anúncios.*

---

* Pesquisa Ibope/Retrato, 1997.

11. Da infância aos 18 anos, as novas gerações terão assistido a 200 mil atos de violência, dentre os quais 16 mil assassinatos.

12. Por outro lado, terão recebido pouca ou quase nenhuma orientação ou alerta sobre contracepção, perigo de doenças transmissíveis, gravidez indesejada ou precoce, e raramente verão rapazes ou moças optando por abster-se do ato sexual.

13. Outro elemento que pode trazer sérias conseqüências sociais refere-se à apresentação estereotipada de conceitos sobre mulheres, idosos, homossexuais e as minorias de forma geral, podendo levar à formação de preconceitos ou estigmas sociais.*

14. Estímulos exacerbados ao consumo e aos valores do poder de compra podem gerar sentimentos de inveja, ódio e baixa auto-estima nas pessoas que não têm possibilidade de adquirir esses bens, podendo provocar, nos indivíduos mais suscetíveis, agressões, assassinatos e/ou furtos como conseqüência.

Seria possível também enumerarmos, como conseqüências da violência na mídia eletrônica, a dessensibilização crescente, especialmente quando os "vilões" ou os "do mal" não sofrem as sanções previstas para tais crimes. Pode suscitar, por outro lado, o aumento de medo nas crianças mais sugestionáveis, provocando pesadelos e outros distúrbios do sono.

---

* Pesquisa Ibope/Retrato, 1997.

O que gostaria de deixar claro — à guisa de conclusão — é que a televisão pode ser um excelente ou um péssimo veículo de comunicação. *Tudo vai depender do conteúdo dos programas.* E, por enquanto, com raras exceções, a programação da televisão, especialmente das emissoras abertas, encontra-se a quilômetros de distância daquilo que poderíamos chamar veículo educativo.

E aí é que entramos nós, pais conscientes das nossas responsabilidades, como veremos no capítulo que se segue.

Nem tudo está perdido, não precisam quebrar nem jogar fora a TV. Há muito que fazer!

CAPÍTULO 8

Televisão — como lidar com ela

> "Tenho muitas dúvidas sobre a real influência que a televisão exerce sobre meus filhos, um menino de 8, que vive atirando em tudo e em todos — de brincadeira, claro —, e uma menina de 10, que adora dançar exatamente igual às cantoras mais sexy que ela vê na mídia. Meu marido é radical e quer até vender os aparelhos de TV que temos em casa. Mas meus filhos ficam horrorizados quando ouvem essa ameaça. Qual, de verdade, deve ser a nossa atitude?"

Depois de ler o capítulo anterior ("Influência da televisão na formação de crianças e adolescentes"), é importante pensar numa prática efetiva e não radical que permita utilizar o que de bom a TV tem e, ao mesmo tempo, minimizar ao máximo seus efeitos negativos.

As atitudes mais comuns dos pais frente à televisão costumam ser bastante extremistas. Há os que dela se utilizam "sem dó, nem piedade", quer dizer, deixam os filhos assistirem a tudo, em qualquer horário, pelo tempo que quiserem, desde que fiquem quietinhos e os deixem em paz. São os adeptos da "babá eletrônica" e também os que acreditam que ser um pai liberal significa deixar a criança fazer tudo o que tem vontade. No outro extremo, há os que proíbem (ou tentam proibir) terminantemente as crianças de assistirem à TV, ou simplesmente nem a têm em casa. São casos muito mais raros, e "compram uma briga" quase perdida ao adotarem tal postura. Afinal, para que servem as TVs na casa dos amiguinhos, não é mesmo? Como todas as posturas radicais, ambas parecem-me equivocadas.

É importante compreender, em se tratando dessa discussão interminável sobre o bem ou o mal que a televisão causa, que ela existe e veio para ficar. A atitude mais saudável e educativa é, portanto, a do equilíbrio. A televisão é irreversível, assim como a atração que a maioria das crianças — e muitos adultos também — sentem por ela. Posto isso, se temos que viver com ela, que seja uma convivência harmônica e produtiva.

Para que tal convivência seja possível na forma proposta, devemos partir do pressuposto de que a televisão não é um mal em si, e que, dependendo de como a utilizamos, ela pode até ser uma boa auxiliar na educação de nossos filhos. Antes que alguém comece a me questionar — "como uma especialista em educação pode defender a televisão, se ela só ensina coisas erradas?" —, devo esclarecer que um trabalho atento, decidido e disciplinado por parte dos pais torna isso possível. Algumas posturas básicas são para tanto necessárias, e, quando colocadas sistematicamente em prática, costumam dar excelentes resultados, minimizando os aspectos negativos do uso exacerbado e sem controle da mídia eletrônica.

O mal que a TV acarreta deriva da falta de qualidade de muitos programas, mas não somente disso; um dos maiores problemas reside no fato de que as crianças e os jovens são a eles expostos sem qualquer visão analítica ou crítica. Por isso, uma das atitudes mais importantes que os pais devem tomar em relação à TV é ajudar os filhos a desenvolverem o senso crítico, transformando-os — pelo hábito de pensar e analisar tudo aquilo a que assistem — em espectadores divergentes, capazes de se opor e de analisar as situações colocadas sob a ótica de valores como honradez, honestidade, solidariedade etc.

As tarefas fundamentais que os pais devem se propor são:*

1º) Ficar sempre atento ao que seus filhos assistem; isso pode ser feito sem agressividade, com afeto — trata-se de dar uma olhadinha discreta, sempre que puder, para tomar conhecimento do que eles gostam de assistir.

2º) Censurar (sem medo da palavra) os programas que considerem inadequados, especialmente quando as crianças são pequenas; ir liberando aos poucos novos programas, à medida que a criança cresce e os pais percebem que ela já tem maturidade para tal.

3º) Estabelecer (de preferência, em conjunto com os filhos) o número de horas e quais os programas a que podem assistir diariamente e em que horários: é importante que a criança saiba que há uma organização que ela tem que seguir. Por exemplo, na volta da escola, pode ver tais programas até as três da tarde, para descansar e relaxar. Depois, deve estudar e fazer as tarefas escolares. Em seguida, a tal hora, vai para a aula de natação; na volta, pode ver televisão de novo até determinado horário.

---

* Zagury,T. *Educar sem culpa: a gênese da ética.* Rio de Janeiro: Record, 1993. Universidade Federal do Rio Grande do Sul, Instituto de Psiquiatria, *A TV e a violência,* 1997.

4º) Zelar pelo cumprimento das regras estabelecidas (mesmo quando os pais ficam ausentes o dia todo, o telefone ajuda a verificar o que a criança está fazendo: ou falando diretamente com ela, ou com quem a fica acompanhando).

5º) Substituir algumas das horas diante da TV, sobretudo no horário em que a programação é inadequada à criança, por outras atividades a serem feitas em conjunto por pais e filhos (que tal um campeonato de videogame ou disputarem uma partida de xadrez? Ou, quem sabe, o jogo da memória? Garanto que as crianças vão a-m-a-r! Às vezes a gente fica só reclamando da falta de qualidade, mas não muda de canal, nem desliga a TV).

6º) Habituar-se a desligar a TV sempre que terminar o programa que optaram por assistir. É bom evitar a "síndrome do controle remoto" (muito comum nos homens, mas que também acomete parte das mulheres) —, ficar mudando indefinidamente de canal, até achar algo para assistir. Muitas cenas desagradáveis, inadequadas ou aterrorizantes podem ser vistas pelas crianças durante essa busca (planeje o que vai ver e só então ligue o aparelho; ao terminar, desligue).

7º) Reservar um tempo diário, mesmo que restrito, para assistir com a criança a um dos programas prediletos. Esse momento é importantíssimo porque vai permitir que se comente, informalmente, o que está sendo exibido. O objetivo é desenvolver uma postura crítica, evitar que a criança fique à mercê do conteúdo que a TV veicula. Uma simples observação por parte dos pais pode provocar a ruptura necessária para que a criança perceba que não é obrigada a concordar com tudo que está sendo exibido. Isso deve ser feito, porém, de forma casual, sem pressão ou imposição, apenas para que o filho perceba que existem várias formas de se encarar uma mesma situação. Não é para obrigar o filho a pensar da mesma forma que você. Ouvir a opinião da criança é também muito interessante, porque nos mostra o que ela pensa.

8º) Cuidar especialmente dos programas a que as crianças assistem antes de dormir; emoções fortes ou muita excitação são desaconselhadas nessa hora: podem prejudicar o sono tranqüilo.

Trabalhando dessa forma, a televisão pode se transformar num veículo útil para o desenvolvimento intelectual e moral dos nossos filhos.

Claro, esse tipo de atividade exige tempo, dedicação e muita paciência. Mas o que é que se consegue na vida sem esforço, dedicação e paciência?

CAPÍTULO 9

Ensinando o valor do dinheiro

> "Sou separada, quer dizer, sou pai e mãe ao mesmo tempo. Minhas filhas não percebem que a nossa situação financeira já não é a mesma e sinto que não sabem avaliar o esforço que faço para manter as contas em dia. O que posso fazer para que compreendam que dinheiro não cai do céu?"

Muitos pais percebem que seus filhos não têm noção do valor do dinheiro. Melhor dizendo, as crianças não sabem o que representa comprar um carro, um brinquedo eletrônico ou uma fruta na feira. Não têm noção da diferença quantitativa desses bens. Especialmente as que pertencem a famílias com alto poder aquisitivo, não têm nem mesmo qualquer idéia da origem desses bens dos quais usufruem com tanta naturalidade. Tem pai que me diz: "Meu filho pensa que eu sou um banco." Ou ainda: "Minha filha acha tão normal falar em viajar para Disney, como comprar uma roupa nova para a festinha da amiga."

Existem muitas formas pelas quais os pais podem tornar seus filhos mais conscientes do processo produtivo; trocando em miúdos, cabe aos pais ensinar aos filhos como e de onde surge o dinheiro que eles vêem na carteira do papai, na gaveta do escritório ou na bolsa da mamãe. É fundamental desenvolver desde cedo o conceito de um processo importante e saudável que se chama TRABALHO.

Uma boa maneira de começar é utilizando a mesada, alternativa eficiente para compor, de forma concreta, a percepção de que dinheiro acaba, não surge magicamente, não é infinito e é preciso produzir/trabalhar para obtê-lo. Quando não são orientadas desde cedo sobre quais as formas de que o homem dispõe para conseguir seu sustento, as crianças podem adquirir uma visão totalmente irrealista da questão.

A mesada, bem administrada, é uma forma importante de trabalhar o conceito fundamental, ético e insubstituível de que as pessoas só DEVEM consumir o que podem adquirir através do seu próprio trabalho (evidentemente, não estamos considerando aqui aspectos sociais da questão, nem problemas de desemprego, má distribuição de renda etc. O enfoque é meramente educacional). Claro está que, num primeiro momento, "o trabalho" ainda não existirá de fato; no entanto, a instituição de uma quantia mensal de que a criança poderá dispor, com bastante liberdade de uso, é um primeiro passo, um exercício importante no desenvolvimento da organização, administração e operacionalização de vontades, desejos e responsabilidades.

De acordo com a idade, o valor poderá ir aumentando, assim como a sua destinação.

Quando começar

- O ideal é começar cedo, logo que a criança vai para a escola e começa a ter acesso às lanchonetes escolares. Por volta de cinco ou seis anos, por exemplo.

- É bem mais prudente começar usando a semanada, já que, nesta fase, um mês é tempo muito longo, muito abstrato, para a criança administrar. Depois que ela estiver utilizando adequadamente a semanada, lá pelos nove ou dez anos, pode-se começar a utilizar a mesada.

- É muito importante que fique bem estabelecido "para que coisas" aquele dinheiro está destinado: se inclui o lanche ou só um complemento do lanche, se é somente para comprar balas, revistas etc. sem qualquer outro compromisso, ou ainda, se servirá também para comprar um presentinho para a vovó ou um amiguinho. O importante é sempre se comunicar bem e claramente com a criança, para que não haja qualquer dúvida sobre a destinação do dinheiro que está recebendo. Caso contrário, ela poderá tranqüilamente comprar dois CDs maravilhosos e irresistíveis e ficar sem um tostão para o lanche...

- É bom saber que, praticamente em todos os casos, com quase todas as crianças, sempre poderá ocorrer alguma falha, isto é, sobrar mês e faltar dinheiro, especialmente no início do processo. É natural e admissível e, lembrando que estamos mesmo em fase de aprendizado, nada de castigo — apenas orientação.

- No caso de gastadores descontrolados, pode-se admitir por uma ou duas vezes, não mais que isso, repor a quantia, mas, a partir daí, o ideal é não dar nada além do que o combinado até o dia da próxima mesada. Pai pode fazer isso, sim. É um direito e um dever. Caso contrário, nossos filhos estarão aprendendo que, de alguma maneira mágica, de uma carteira, de uma gaveta, da bolsa da mamãe, sempre aparecerá dinheiro

Atenção: pode parecer uma coisa simples e até engraçada, mas não é! Amanhã pode significar o direito de abrir sua bolsa e pegar todo o dinheiro que quiser ou até a bolsa de um desconhecido...

- Se lidar com dinheiro é difícil para muitos adultos, o que dirá para uma criança cheia de desejos, sonhos, vontades e uma televisão sedutora, incentivando todos a comprar, comprar, comprar a mais não poder... Em um mundo materialista, individualista e com tantos exemplos de corrupção, apropriação indébita e que coloca as coisas materiais acima de tudo, torna-se ainda mais importante trabalhar o conceito de produtividade com nossos jovens. É muito, mas muito importante mesmo, que eles compreendam — e assimilem — a idéia de que *trabalho é prazer*. E que é a partir do prazer de trabalhar — e trabalhar bem — que o homem provê o seu sustento e até algumas coisinhas a mais, que dão prazer e não representam pecado algum, como uma roupa bonita, um brinquedo ou um livro novo. E isso só se consegue começando desde cedo a orientá-los e, principalmente, dando-lhes o nosso exemplo. Pais ou mães que vivem reclamando do trabalho, do pouco de recompensa que obtêm pelos seus esforços, ou que rezam uma missa toda sexta-feira — porque amanhã é sábado... —, não sei se conseguirão que seus filhos achem uma coisa positiva trabalhar...

- O importante é que eles aprendam a lutar pelo que desejam obter, mas sempre através do trabalho e especialmente do trabalho feito com amor e desvelo.

No próximo capítulo, apresentarei uma série de atividades que papais e mamães dedicados — ou mesmo professores bem orientados — podem fazer com seus filhos ou alunos para, aos poucos, desenvolver o conceito do valor do dinheiro.

CAPÍTULO 10

Desenvolvendo a capacidade de lidar com dinheiro

> *"Gostaria muito de ensinar meus filhos a administrarem bem suas finanças, começando hoje pela mesada ou outras coisas. O que posso fazer para ajudar?"*

No capítulo anterior, discutimos alguns aspectos importantes da aprendizagem, relativa à administração da mesada. Abordaremos agora alguns outros pontos, que podem ajudar muito no desenvolvimento da percepção da criança em relação ao valor do dinheiro e dos diferentes produtos que se podem adquirir através do seu uso adequado.

Além da mesada, algumas atividades orientadas, desenvolvidas com prazer, em conjunto e sem caráter de "aula", podem ajudar bastante — sem considerar o fato de que podem ser muito divertidas e aproximar pais e filhos, numa época em que quase nada mais se faz em conjunto.

A partir das sugestões que se seguem, os leitores imaginarão, com bastante facilidade, outras mais. Será um jogo proveitoso, em termos de aprendizado de vida e de afetividade, mas, claro, depende de haver motivação e disposição por parte dos pais para reservarem algum tempo do seu dia para essa atividade. Os resultados, no entanto, podem realmente valer a pena:

- **Aos 4–5 anos**

Aproveite um fim de semana chuvoso, um programa de TV que você acha inadequado (desligue o aparelho) e proponha um jogo: escolha objetos diferentes existentes em casa (alimentos, enfeites, uma jóia, móveis, roupas, o computador etc.) e peça que a criança vá indicando aqueles que considera mais caros ou mais baratos.

Em outro momento, a própria criança poderá escolher outros objetos para continuar a avaliação do valor dos produtos. No início, pode-se utilizar a brincadeira "quente-frio", para que a criança perceba se o valor está longe ou perto da realidade.

A tarefa dos pais ou professores é ajudar a compreender o quanto a criança se aproximou ou se afastou dos preços reais.

- **Aos 7 anos**

Numa idade em que adoram ajudar nos trabalhos domésticos, aproveite e leve seu filho à feira ou ao supermercado, sempre que puder. Deixe que ele participe, encarregando-o da compra de alguns produtos, do pagamento e de receber o troco no caixa, sob sua supervisão.

Ao chegarem em casa, arrumem juntos os produtos adquiridos, fazendo com que perceba prazos de validade, como estocar os alimentos etc.

- **Aos 8-10 anos**

Leve seu filho quando for comprar roupas para ele; informe-o logo de início o quanto dispõem para gastar. Vá a um *shopping center* e incentive-o a comparar preços de produtos semelhantes em várias lojas (um jeans, por exemplo). Ajude-o a considerar qualidade, beleza, utilidade, além do preço.

Deixe que ele tome a decisão final sobre o que comprarão, dentro, evidentemente, do que foi inicialmente destinado àquele momento.

- **A partir de 12 anos**

Inclua na mesada um percentual de dinheiro destinado à compra de revistas, CDs, presentes para amigos e parentes. A inclusão paulatina de novos elementos vai aumentando a responsabilidade e ensinando a criança ou o jovem a administrar sua vida financeira dentro de uma margem preestabelecida.

Ensine-o também a economizar uma parte do dinheiro todo mês, quando ele demonstrar interesse em adquirir algo mais caro (uma bicicleta nova, por exemplo).

Aprender a esperar para poder comprar é muito importante.

Assim, no futuro talvez ele evite o uso de cheques especiais, juros etc.

Estabeleça com seu filho um limite para o uso de horas na Internet, para a conta do celular ou mesmo da linha telefônica fixa de que ele se utiliza em casa.

A quantia que exceder o combinado deverá ser paga por ele, com os recursos da mesada.

- **A partir de 15 anos**

  Encarregue seu filho de algum trabalho bancário, tal como pagar contas, fazer depósitos em cheque ou dinheiro etc.

  Quando julgar conveniente, transforme a mesada num depósito bancário mensal e abra uma conta-júnior. Assim ele terá oportunidade de aprender a emitir cheques, administrar a conta, entender o que é crédito, débito, saldo bancário, juros, multas etc.

  Lembre-se, porém, de que, se ele emitir cheques sem fundo, você será o responsável; portanto, é importante explicar direitinho como funciona o mundo financeiro e só oferecer essa opção quando perceber que seu filho já lida bem com a mesada em espécie.

Pode não parecer importante, mas saber administrar e compreender o valor do dinheiro desde cedo é uma forma essencial de ajudar nossos filhos a perceberem o valor de cada objeto e, até mesmo, o quanto custa adquiri-los do ponto de vista do trabalho. Poucos pais percebem que esta compreensão está diretamente ligada a uma prática, que pode e deve ser incentivada, através de atividades concretas, que serão a base da compreensão do sistema financeiro em que vivemos.

CAPÍTULO 11

Violência na escola

"Como lidar com a violência dentro da escola? Antes, a escola era um lugar em que podíamos deixar nossos filhos em segurança e ir trabalhar com a cabeça tranqüila. Agora, a toda hora, se ouve contar que grupinhos de alunos se juntam no recreio para bater em crianças menores, fumam e usam drogas nos banheiros e até nos pátios, desafiam os professores, às vezes até vêm armados. Não consigo entender o que está havendo e fico morrendo de medo de tudo. Será que os professores estão sem autoridade? Ou será culpa desses métodos modernos?"

"O que você acha da 'filosofia' do 'bateu, tem que levar' que muitos pais insistem em desenvolver nos filhos? Tenho horror à violência, mas parece que, se eu não der força, meus filhos vão acabar apanhando e muito na escola, como já vem acontecendo."

Um dia lindo, calmo, céu azul, sem nuvens. Tudo tranqüilo. O mundo parece seguir seu almejado destino de paz.

De repente, a notícia, que aterroriza, revolta, choca: rapazes, de classe média, entram na escola em que estudavam — armados até os dentes — e atiram, matam, ferem... Sem dó nem piedade. Nos EUA ou no Brasil, em qualquer lugar, corações se afligem. Nos noticiários angustiantes, atos semelhantes começam, dia após dia, a se suceder. Subitamente todos — pais, educadores, juristas, psicólogos, sociólogos, leigos, cidadãos comuns — se interrogam: De quem é a culpa? De onde surge tanta crueldade, tanta insanidade? E será somente crueldade? Ou insanidade? Acaloradas discussões. Partidos se formam a favor e contra tais ou quais teses. Todos, porém, perplexos, anseiam por explicações. A escola, através dos tempos, sempre foi lugar seguro para nossos filhos. O local do saber, da cultura, da educação, foi profanado. Sofremos todos. Onde, afinal, a segurança? Nos lares, não mais (tantos assaltos e crimes ocorrem no reduto dos mais bem defendidos apartamentos), nos condomínios também não (e as gangues?), nas ruas nem pensar. Seja noite, seja dia... E agora, parece que perdemos o último baluarte de segurança e paz.

Apontar culpados ou denunciar causas é tarefa complexa, talvez até pretensiosa. Algumas pistas podem ser, porém, levantadas com certa margem de segurança. É preciso, no entanto, ter consciência de que certamente não há *uma* causa, mas *um conjunto de fatores* que dão oportunidade à eclosão desses acontecimentos revoltantes, que aviltam a todos nós, a toda a espécie humana.

Estes fatores podem ser divididos em dois grupos — sociais e individuais.

Dentre as causas sociais, podemos destacar, sem medo de errar, o consumismo exacerbado, a competitividade, o individualismo, a má distribuição de renda, a crise ética, a impunidade e a corrupção, o fácil acesso da população a armas, o interesse da indústria armamentista, o crescente desemprego, o seriíssimo problema das drogas — só para citar alguns.

Com esses ingredientes, a cada dia nossa sociedade torna-se mais e mais violenta. Mas não são apenas os assaltos, estupros e assassinatos que acontecem diariamente e são exaustivamente divulgados pela mídia que preocupam. Outra forma de violência, poucas vezes percebida pela maioria, é transmitida subliminarmente. Desde programas humorísticos, nos quais o riso é provocado humilhando-se o mais fraco, o negro, o homossexual, o pobre ou o portador de deficiências físicas, até desenhos animados tipo *Beavis and Butthead*, em que a agressão e a falta de amor ao próximo são a tônica. Estas mensagens, repetidas exaustivamente, aliadas aos noticiários sensacionalistas, em que guerra, sofrimento e morte são focalizados com detalhes terríveis, somadas ao hiper-realismo da cinematografia de hoje, tudo isso junto pode produzir nas crianças e jovens em formação (expectadores que são de horas e horas de violência desde os mais tenros anos) uma gradual perda da sensibilidade e da capacidade de se indignar, fundamental para o desenvolvimento da empatia e da solidariedade. É como se elas fossem "se acostumando" com a crueldade, a truculência, a miséria humana e a degradação. Essa situação é percebida muitas vezes como incontornável, imutável e até "normal" pelas crianças e jovens. Afinal, assistem a tudo desde que nasceram.

A essa dessensibilização produzida pela exposição excessiva à violência, juntem-se uma sociedade que estimula o individualismo e a competição, na qual a má distribuição da renda impera, e, especialmente, a grave crise ética a que assistimos hoje, derivada da impunidade e da corrupção que permeia todos os níveis das instituições sociais, e poderemos começar a compreender melhor o que leva tantos jovens à marginalização, à desesperança, às drogas e a atos criminosos. A criança cresce consumista, individualista, insensível, assistindo diariamente a graves denúncias — raramente punidas com o rigor necessário — que alimentam a descrença nas instituições sociais, e, o mais grave, acreditando que o mundo tem que ser assim mesmo. O que certamente fortalece a crise ética e o declínio dos valores humanos.

Por outro lado, os aspectos individuais entram nesse panorama da seguinte forma (evidentemente, explicando de maneira simplista): cada pessoa tem, desde o nascimento, um diferente nível de agressividade, e uma forma, também diversa, de interiorizar os fatos que ocorrem a sua volta. Algumas têm um equipamento de percepção mais positivo enquanto outras interiorizam os eventos de maneira quase sempre negativa. Quer dizer, uma criança pode decodificar uma palavra mais severa que lhe é dirigida (a simples correção de uma atitude que a mãe ou um professor lhe dirija, por exemplo) como falta de amor; outra, na mesma situação, porém com uma percepção mais positiva, poderá interpretá-la como preocupação e afeto. Imaginemos, portanto, uma pessoa que, além de já ser naturalmente agressiva, possui uma percepção negativa dos fenômenos que ocorrem a sua volta e que, além do mais, cresce no seio de uma família desatenta, desestruturada e desarmônica; esse conjunto de variáveis poderá, em determinadas circunstâncias, desencadear um comportamento socialmente patológico. São esses fatores, entre outros, que irão influenciar a constituição da auto-estima, gerando cidadãos mais ou menos equilibrados emocionalmente.

Além disso, para nossa consternação, recentes estudos da psiquiatria vêm permitindo supor que existem pessoas que trazem dentro de si — inato — o germe da violência (pobre Rousseau). Se a esta característica pessoal (caso ela realmente exista) juntarmos os fatores sociais e familiares acima descritos, compreenderemos por que surgem, em dadas circunstâncias, indivíduos que, em maior ou menor grau, com maior ou menor planejamento, a partir de um evento qualquer, desencadeiam agressões ao outro.

Nesse contexto, a escola torna-se apenas o local onde se reflete, como em qualquer outro lugar, o que a sociedade propiciou ocasionar. Uma sociedade violenta — que incentiva na sua base ideológica o preconceito, o predomínio dos bens materiais sobre os valores éticos, corrupta e que deixa impune seus maiores transgressores —, agindo sobre um indivíduo potencialmente violento e que se sinta de alguma forma preterido ou mal-amado, tem todos os ingredientes necessários para, em um determinado momento, desencadear a barbárie.

Não se pode esperar que nenhuma instituição, seja a escola ou outra qualquer, esteja a salvo da contaminação por tudo que ocorre no contexto mais amplo, a sociedade. Procurar "culpados" dentro da escola é uma forma simplista de explicar uma situação tão complexa, em que tantos interesses estão em jogo, e, desta forma, acalmar os ânimos. Culpando-se a escola, a metodologia de ensino, os professores mal preparados, os currículos anacrônicos — ou tudo isto —, acalma-se a consciência e a ansiedade de muitos. E tudo fica como está.

Ou mudamos os elementos básicos que alicerçam a sociedade atual e que propiciam o surgimento de uma situação de violência latente, que a qualquer momento pode eclodir, voltando-nos para os valores que verdadeiramente dão humanidade ao homem — empatia, solidariedade, justiça, honestidade, honra, cooperação, respeito ao outro —, ou continuaremos a assistir, assombrados, a atos de vandalismo, agressões e loucura cada vez maiores.

CAPÍTULO 12

Quem escolhe a escola?

"Coloquei minha filhinha de 6 anos numa escola que, acredito, seja a ideal para o que desejamos em termos de educação. No entanto, ela vive 'criando caso' para ir ao colégio, porque insiste em querer estudar na escola da 'melhor amiga'. Devo fazer a vontade dela? Tenho medo que ela se desmotive e tenha baixo rendimento devido a essa 'cisma'."

A família vive hoje uma crise de identidade. Embora seja bem grande o número de pessoas que vivem criticando e culpando os pais (cada vez com mais severidade), como se fossem eles sempre os únicos culpados por quaisquer atos inadequados dos filhos, preciso dizer, com toda a convicção e baseada em minha experiência como educadora há décadas, que nunca houve, nas gerações anteriores, pais tão preocupados com a democratização da relação.

A hierarquia rígida que existia na família foi sendo gradualmente substituída pelo diálogo, pelo respeito à individualidade e às características pessoais de cada um dos filhos, pelo direito à privacidade, pelo desejo de alcançar uma relação baseada no respeito mútuo e não no medo. Enfim, de uma maneira geral, vimos assistindo, ano após ano, à luta dos pais para não repetirem o modelo inflexível que vigorou até as décadas de 1960-70 Até então, prevaleciam duas concepções: ou a criança era vista como um adulto em miniatura (o que gerava expectativas irreais sobre suas possibilidades: não se sujar, sentar direitinho, não deixar cair nada das mãos etc.) ou, ao contrário, como um ser incapaz de participar de quaisquer decisões sobre a sua vida (era comum ouvir-se: *criança não tem querer*!). Qualquer que fosse a maneira de encará-la, à criança restava apenas um caminho: obedecer sem contestar. Depois de uma verdadeira "revolução", chegou-se ao oposto: tem criança decidindo até o modelo de carro que o papai vai comprar ou se a família vai encomendar um irmãozinho a mais! Não é força de expressão. É fato. Devido a tantas mudanças, pais e mães, muitas vezes, confundem ou ignoram o seu verdadeiro papel. Em nome da igualdade, tem gente desesperada com a falta de limites dos filhos. A questão que se coloca, portanto, é: até onde vai o direito de as crianças decidirem sobre a sua própria vida e sobre a vida da família?

Ouvir e atender às necessidades dos filhos é fundamental; é, aliás, uma obrigação dos pais esclarecidos. Saber quais são seus desejos, preferências, pensamentos, expectativas e necessidades é, sem dúvida, importante. Mas é necessário, em meio a tudo isso, que os pais estejam muito conscientes do papel que lhes cabe e de quais são as suas responsabilidades com os filhos.

Por exemplo, quem deve decidir que tipo de escola o filho deve freqüentar, qual o modelo de educação a ser seguido, com que idade começar a freqüentar o colégio, se deve ir ou não à escola porque está chovendo muito? Decisões desse teor devem tomar por matriz a análise cuidadosa do estágio de desenvolvimento da criança e não apenas o que ela *gostaria de fazer*, mas o que é necessário para o seu desenvolvimento harmônico e integral. Enquanto estão nas primeiras séries (educação infantil e ensino fundamental), sem dúvida, a escolha é um dever e *um direito* dos pais e por eles deve ser feita. É evidente que a criança não tem ainda condições — intelectual ou emocional — nem discernimento para definir qual modelo de escola irá freqüentar — tradicional ou moderna, religiosa ou leiga, voltada principalmente para o conteúdo ou a formação de habilidades. Compete, portanto, aos pais decidir.

Essa opção — em que escola colocar os filhos — deve ser feita com base em vários elementos.

O primeiro deles e o mais importante (antes de considerar distância da residência, equipamentos, instalações confortáveis, beleza da construção, limpeza etc.) deve *ser a definição do tipo de educação* que se deseja dar aos filhos. A escolha deve ser feita, antes de tudo, em conformidade com o trabalho educacional desenvolvido na família. É importante que não haja discrepância entre o que ensinam e o que é trabalhado na escola. Assim, se os pais acreditam que o mais importante é o desenvolvimento do raciocínio e da análise crítica, devem buscar uma instituição que priorize a discussão e a formação do pensamento divergente. Se, ao contrário, acham que o respeito à hierarquia e à autoridade e o domínio do conteúdo programático são os aspectos essenciais na educação, devem procurar escolas que tenham perfil mais tradicional do ponto de vista pedagógico. O critério primeiro deve ser o modelo educacional. Já se vê, portanto, que a criança, assim como o adolescente, na maioria dos casos não está habilitada para essa decisão. Em geral, o que ela priorizaria? A escola onde o amigo preferido estuda, o prédio mais "maneiro", as informações dos colegas sobre as "gatinhas" ou o "monte de rapazes lindos" e outras coisas que nada têm a ver com uma formação de qualidade. Afinal, os objetivos que norteiam os jovens costumam ser bem diversos daqueles que orientam as escolhas adultas. Crianças e adolescentes buscam, na maior parte dos casos, antes de tudo, o prazer (mais ainda, o prazer imediato), enquanto pais e professores têm metas educacionais, dirigem seu olhar para mais adiante. Em geral, jovens pensam no presente, no curto prazo; adultos visualizam o futuro: o médio e longo prazos.

O segundo aspecto essencial a ser considerado é *a personalidade da criança*.

Como é o seu filho?

- É voraz e interessado em aprender ou só pensa em jogar futebol e videogame?

- Tem alta capacidade de concentração ou se distrai com facilidade?

- É motivado ou é preciso estar sempre criando situações para que se interesse por qualquer coisa?

- Tem interesses múltiplos?

- Desiste com facilidade dos projetos em que encontra dificuldade ou é tenaz e obstinado?

- É tímido e introvertido ou despachado e intrépido?

Cada uma dessas perguntas — e muitas outras, evidentemente — deve ser considerada. Existem crianças que precisam de mais incentivo do que outras, naturalmente motivadas. De acordo com esse conhecimento, os pais poderão estabelecer com mais segurança qual a escola ideal.*

A partir de 12 anos mais ou menos, porém, se por alguma razão precisamos transferir a criança para outro estabelecimento de ensino, ela já terá condições de trocar idéias de forma mais objetiva. Aí, sim, será positivo ouvi-la para avaliar o que deseja. Mas é bom lembrar que o imediatismo do adolescente pode conduzi-lo a aspirações nem sempre as mais indicadas quando se trata de estudar (por exemplo, escolher uma instituição em que sabe que "todos passam" sem precisar nem freqüentar as aulas). De todo modo, ouvir os filhos, em qualquer idade, é sempre bom e necessário; considerar de fato o que disseram também; a decisão final, no entanto, deve ser dos pais, porque, de modo geral, quanto menores, menos condições têm de analisar adequadamente a questão. Nada, no entanto, que uma conversa bem orientada, com argumentos concretos e muita segurança por parte dos pais, não resolva.

A família precisa reassumir sem medo o papel de principal agência educadora das novas gerações. A escolha da escola é uma decisão dos pais, ainda que ouvidos os filhos e estudadas suas características.

---

* Zagury, T. *Escola sem conflito: parceria com os pais.* Rio de Janeiro: Record, 2002.

CAPÍTULO 13

Quem planeja a família?

"Minha filhinha vive me pedindo um irmãozinho. Mas não está nos meus planos nem nos de meu marido, até porque não temos condições financeiras. Se não lhe dermos aquele irmão que ela tanto deseja, e ela se tornar filha única, terá baixa auto-estima?"

"Minha filha está com 18 anos e namora um rapaz de 19 há um ano e dois meses. Sei que já estão 'transando', porque ela me contou e até a levei ao meu ginecologista. No entanto, tenho muito medo que ela engravide, pois ambos estão completamente deslumbrados e já, por duas vezes, me disseram que esqueceram de usar 'camisinha'. Em outras duas ocasiões, 'a camisinha' estourou. Sei que se ela engravidar será muito ruim, pois prejudicará seus estudos e seu futuro profissional. As semanas que se seguiram a esses quatro eventos foram um verdadeiro suplício, pois ficamos na expectativa, e eles, pude perceber, estavam, no fundo, muito felizes. Era como se quisessem que fosse verdade. Felizmente, tal não ocorreu. Sei que, se acontecer, meu marido e eu teremos que assumir o bebê, pois eles não têm a menor possibilidade de criá-lo, nem de sustentar a si próprios. Por outro lado, tenho minha profissão e já a deixei de lado muito tempo para criar meus próprios filhos. O que posso fazer para que tenham mais juízo e cuidado?"

Quando a pílula surgiu, há algumas décadas, foi uma alegria e um pavor. As alas conservadoras da sociedade ficaram horrorizadas: previram o fim da família e a derrocada da moralidade, entre outras coisas. Já grupos mais liberais e progressistas saudaram com alegria a possibilidade de autodeterminação e do planejamento consciente da família. Para a mulher foi, sem dúvida, um grande alívio. Não foram poucas as que, a partir daí, puderam efetivamente concretizar sonhos de profissionalização, programando *quantos* filhos poderiam e queriam ter, e até *quando* os teriam. Muitas, inclusive, a partir da certeza de que não teriam uma gravidez indesejada — por exemplo, num momento de graves dificuldades financeiras ou na iminência de uma importante oportunidade de melhoria profissional —, conseguiram alterar aquela situação em que ao homem, e apenas a ele, cabia o sustento da família.

As relações sexuais também melhoraram qualitativamente para o casal, desde o momento em que, despreocupada com o aumento do número de filhos, a esposa pôde não somente tornar-se uma melhor parceira sexual, como, em muitos casos, pela primeira vez, sentir prazer efetivamente.

Contra todos os prognósticos alarmistas, as famílias não terminaram... Nem as mulheres transformaram-se em aventureiras ou em pessoas desatinadas sexualmente. Para alívio de todos, conservadores ou progressistas, assistimos mais uma vez à confirmação de que o progresso científico só é negativo se dele se fizer mau uso...

E lá se foram cerca de trinta anos desde que tudo começou... Agora, a geração que viveu essa grande conquista está casada, "juntada", enfim, quem assim o quis formou seu ninho. E procriou... Cada qual com seus dois ou três pimpolhos, que agora estão na fase adulta da vida ou adolescendo... E namorando, claro! E namorando tanto que, a cada ano, nascem no Brasil, segundo o IBGE, um milhão de bebês de pais adolescentes: filhos exatamente da geração que pôde planejar a família, um momento novo, decidido, pensado, definido a dois... Quem poderia, portanto, imaginar tal surpresa: muitos dos que lutaram pelo direito de usar a pílula, de programar a época e o número de crianças, encontram-se nesse momento pasmos, frente a frente com aquele rapaz forte ou com aquela linda moça que, singelamente, está lhes comunicando que eles vão ser... vo-vós!

Afinal, onde estão tantos bebês que, a cada ano, vêm ao mundo nesse país tropical (em 2000 o Sistema Único de Saúde — SUS — apresentou, como resultado de sua estatística, 689 mil partos somente nos hospitais públicos do país, de mães menores de 19 anos)? Estão, é claro, na casa de seus avós, aqueles casais que tinham tido, num passado recente, a ilusão de ter planejado sua família... Quando acreditavam que seus filhos estariam, em poucos anos, criados e independentes, os inesperados gritos e choros dos seus netos fizeram com que acordassem para uma nova realidade: os filhos da geração da pílula — que ironia! — colocaram por terra as conquistas de seus pais nesse terreno. E por quê? Porque tanta foi a liberdade e os direitos que lhes foram dados que esqueceram de lhes dar sua fundamental contrapartida: deveres. Deveres e responsabilidade sobre cada um e sobre todos os seus atos.

É incrível, mas é verdade. Cuidou-se tanto (ou se tentou cuidar), nas três últimas décadas, da psique dessa geração, que se deixou de lado (ou num perigoso segundo plano) os conceitos que nossos pais nos passaram com total segurança e firmeza: *respeitar ao próximo como a si mesmo.*

Como ter um filho se não se pode criá-lo, educá-lo, cuidar dele minimamente? Como ter um filho para cuidar quem ainda não se cuida, não paga suas despesas, não tem sua própria vida, família e casa para morar?

Mais ainda: com que direito acham que os pais devem assumir o cuidado e a manutenção financeira do bebê? É um direito dos pais — no caso aqui, avós — decidirem se querem ou não criar também os netos. Para tanto, é também um direito orientar e colocar sua posição a respeito com muita clareza. Se você não pretende fazê-lo, deixe claro para seus filhos que, se não tomarem os cuidados devidos, terão que assumir as responsabilidades e conseqüências de uma gravidez não planejada. Sabedores disso, provavelmente se cuidarão efetivamente mais do que aqueles que percebem que os pais ficarão encantados com o bebê e assumirão seus cuidados. Portanto, mesmo que isso seja o que seu coração lhe diz, não demonstre. Pode ser entendido como consentimento e até incentivo.

Você tem todo o direito de lhes dizer com clareza: só pode "transar" quem tomar todos os cuidados relativos à contracepção. Com medo de serem antiquados, de privar os filhos de qualquer coisa, agora aí estão os adolescentes de hoje determinando o fim do planejamento familiar — de seus pais!

Quando ensinarmos *liberdade e direitos* (conceitos sem dúvida fundamentais), não esqueçamos a lição que nossos jovens estão nos dando a duras penas: ministremos-lhes também conceitos correlatos igualmente essenciais: *compromisso, responsabilidade e... juízo.* Quando lhes ensinarmos o valor do *prazer e da liberdade,* não nos esqueçamos de discutir também — ainda que pareça "antigo" — a importância do *dever...*

E que cada par *planeje a sua própria família* (quando para tal estiver apto) e cuide muito bem dela!

CAPÍTULO 14

Por que falar de sexo com os filhos

"Tenho dois filhos: um menino de 8 anos e uma menina de 10. Minha filha já está começando a ter pelos e os seios estão começando a despontar. Sinto que está chegando a hora de falar sobre sexo com ela, mas não me sinto à vontade e tenho medo de não saber o que dizer. Todo pai tem que falar de sexo com os filhos? Meus pais não me ensinaram nada e eu estou muito bem, obrigada! Casei, sou feliz, planejei meus filhos, evitei na hora certa e deu tudo certo. Mas sinto-me quase uma 'extraterrestre' por ter essa dificuldade."

Por que falar sobre sexo com nossos filhos? É uma pergunta que muitos pais se fazem. Afinal — pensam muitos deles —, meus pais jamais abordaram esse tema comigo e eu resolvi tudo direitinho na minha vida, não é? Então, por que razão deveria eu tratar desse assunto com eles?

A bem da verdade, nem todas as pessoas sentem-se bem ou confortáveis ao tratar do tema, ainda hoje. No entanto, algumas razões muito importantes existem para que os pais pensem duas vezes antes de deixar o assunto de lado, e apenas rezar para que tudo corra bem:

1. Nossos filhos hoje são bombardeados, desde a infância, com informações as mais variadas sobre o assunto e através de fontes também as mais diversas: programas de TV, conversas com amigos, imprensa, revistas nas bancas, clipes musicais carregados de sugestões eróticas (e até com cenas bem explícitas), filmes, jornais, Internet etc.;

2. Nem sempre as informações que essas fontes trazem a nossos filhos são as mais saudáveis do ponto de vista de uma sexualidade feliz e bem resolvida;

3. Há, nos nossos dias, um crescente incremento nas doenças sexualmente transmissíveis, sem contar HIV/Aids;

4. A vida sexual, na atualidade, está começando cada vez mais cedo (na pesquisa que fiz a respeito em 1996, com quase mil jovens, descrita no livro *O adolescente por ele mesmo*,* pude constatar que 20,6% dos adolescentes iniciam sua vida sexual com 14 anos ou menos) e, conseqüentemente, os riscos também;

5. Anualmente nascem, no Brasil, um milhão de bebês, filhos de adolescentes. Isso sem considerarmos o número de abortos; no meu estudo, anteriormente citado, o percentual de jovens que já haviam praticado ao menos um aborto foi de 7,3%, na faixa entre 14 a 18 anos;**

6. Justamente por receberem tantas informações e de tão variadas fontes, nossos filhos precisam ser orientados. E cabe à família essa tarefa, ainda que a escola onde nossos filhos estudem inclua orientação sexual no currículo. A escola informa muito bem sobre fatos como reprodução, prevenção e doenças, promove discussões muito úteis, mas é à família que cabe o papel de transmitir os valores morais e as posturas nas quais acredita e que deseja que seus filhos respeitem e sigam em suas vidas;

---

* Zagury, T. *O adolescente por ele mesmo*. Rio de Janeiro: Record, 1996.
** Ibidem.

7. Recentes estudos epidemiológicos sobre Aids, realizados nos EUA, demonstram que mais de 50% dos novos casos anuais de infecção por HIV estão ocorrendo entre jovens com menos de 24 anos.

Esses sete itens são suficientes para convencer qualquer pai consciente de que é impossível passar ao largo do problema, fechar os olhos ou simplesmente fingir que ele não existe.

O objetivo que precisamos atingir é fazer com que nossos filhos falem CONOSCO sobre sexo, ou, pelo menos, que não conversem sobre o assunto *apenas* com outras pessoas.

Então, se vocês, pais, sentem-se à vontade ao tratar o assunto, ótimo. Porém, mesmo que seja um tema difícil ou constrangedor, ainda assim, não podemos deixar o assunto de lado, pelas razões acima explicitadas.

O que fazer então? Tranqüilos ou inibidos, não importa.

O primeiro passo é preparar-se para tratar o assunto com base, apresentando sempre dados teóricos significativos. Existem hoje muitas publicações excelentes que podem ajudar pais inseguros a abordar com mais tranqüilidade o tema. Ter informações consistentes e sólidas sobre gravidez, contracepção, doenças sexualmente transmissíveis, sexualidade e prazer é fundamental.

Só depois desta preparação inicial é possível colocar mãos à obra e ter êxito.

Se ainda estiver emocionalmente inseguro, mesmo tendo lido e aprendido muito, que tal começar dizendo exatamente como você se sente? Seu filho vai gostar de saber que, embora não se sinta bem, você está se esforçando para oferecer-lhe o apoio e a possibilidade de tirar suas dúvidas com alguém em quem ele confia. Não tema mostrar seus sentimentos: isso costuma funcionar muito bem — a opção pela verdade e pela autenticidade. É válido, inclusive, deixar claro que, se vocês não souberem alguma coisa, poderão procurar a resposta juntos.

Esse encontro de sentimentos é tão importante quanto ter as informações básicas sobre o tema. Afinal, mostrar que está disponível, preocupado com a felicidade e o bem-estar de nossos filhos, é porta que abre caminho para o diálogo e o entendimento.

CAPÍTULO 15

Quando e o que falar sobre sexo

> *"Quero muito orientar meus filhos sobre sexo, mas não sei quando começar, nem como. Há uma idade certa para falar do assunto? Não quero precipitar as coisas, mas também não desejo perder o momento certo, se é que existe algum."*

Uma das grandes preocupações dos pais hoje, na "era da comunicação", em que, parece, os jovens e as crianças "já nascem sabendo", é perceber qual o momento certo para abordar temas ligados ao esclarecimento sobre sexo. Alguns temem que, em se iniciando o assunto precocemente, esses conhecimentos venham a provocar uma curiosidade que possa levar ao namoro ou à atividade sexual mais cedo. Outros receiam deixar "passar a hora apropriada". Sem dúvida este é um assunto delicado que deve ser tratado com muita segurança e clareza.

O primeiro ponto é saber qual o momento "certo". As crianças nos dão, em geral, sinais de que essa hora chegou. Em torno de cinco, seis anos, é comum surgirem algumas perguntas a respeito. "Como eu nasci?", "de onde eu vim?" costumam ser as primeiras. A melhor atitude dos pais é responder de imediato e com a maior espontaneidade. Aliás, a autenticidade é a melhor forma de estabelecer um diálogo verdadeiro e duradouro, que permita às crianças sentirem-se seguras e satisfeitas em sua curiosidade. Desta forma — e somente assim — é que voltarão a procurar os pais quando tiverem novas dúvidas e interesse a respeito do assunto. Pais que se esquivam, que dão respostas evasivas ou que se mostram incomodados, envergonhados ou zangados com a abordagem dos filhos costumam afastá-los desse tipo de conversa em outras ocasiões. No futuro, provavelmente, procurarão outras pessoas ou os próprios amiguinhos para saber mais a respeito.

Outro aspecto muito importante é responder apenas e tão-somente àquilo que as crianças perguntaram. E sempre de forma direta e sem rodeios. "Você veio da barriguinha da mamãe" é uma forma adequada, simples e afetuosa de responder à questão "De onde eu vim, mamãe?". E pára-se por aí. Se novas questões se seguirem a esta, então sim, vamos respondê-las. Não é preciso sentar e dar uma aula de anatomia e reprodução humana aos seis anos de idade ou a cada questão que as crianças levantem.

Assim, a cada pergunta que nos façam, devemos agir da mesma forma. Satisfazendo as necessidades dos nossos filhos à medida que surgem e de acordo com as possibilidades de compreensão de cada faixa etária. Sem ansiedade ou exageros. O saber não leva à precocidade. Aprender sobre a vida com segurança e naturalidade faz com que a criança assimile aquele conhecimento e siga adiante, satisfeita.

À medida que crescerem, os temas deverão ser abordados de forma mais completa e profunda.

Esta deve ser a forma de agir durante toda a infância. Entretanto, ao chegar à puberdade, caso a criança não apresente aos pais dúvidas ou não demonstre interesse no assunto, então é hora de nós agirmos e tomarmos a iniciativa. Isso porque, provavelmente, ela está se informando com outras pessoas. E é sempre melhor que os pais façam este trabalho. Por conhecerem seus filhos como ninguém e por lhes terem tanto amor, seguramente, ainda que de forma intuitiva, os pais saberão trabalhar melhor os conceitos sobre sexualidade. Além disso, cada família tem uma orientação e, portanto, cabe aos pais passar aos filhos esse seu modo de ver o mundo e o sexo. Poderão os filhos aceitar ou não, mas, em princípio, estes serão parâmetros importantes para eles. Servirão, ao menos, de base para o início de uma opinião própria a respeito.

Se, portanto, em torno de 10 a 12 anos, aproximadamente, a criança — que já começa a apresentar modificações corporais importantes — não demonstrar interesse em saber mais sobre seu corpo, cabe aos pais iniciar o diálogo. Às meninas, é importante que sejam levadas informações sobre a menarca (primeira menstruação), o que é, como ocorre, "por que" e "para que". Como se proteger, como fazer sua higiene pessoal etc. Essas informações, bem como o significado da menstruação, devem ser passadas de forma objetiva, simples e positiva. É importante que ela fique sabendo que menstruar significa também, em última análise, a possibilidade de engravidar. Saber como se dá esse fenômeno é fundamental para que não tenham idéias deturpadas a respeito.

Aos meninos devem ser explicados os fatos ligados à poluição noturna (ereção espontânea, que ocorre geralmente enquanto dormem, seguida de ejaculação). Saber sobre esses fatos e seu significado alivia muito os jovens, que costumam se sentir confusos, culpados ou envergonhados ao perceberem o que ocorreu.

É preciso falar também sobre masturbação, fenômeno que aumenta consideravelmente na puberdade e na adolescência, para evitar culpas, medos e mitos a respeito. É incrível, mas muitos hoje ainda acreditam que a masturbação aumenta o peito nos meninos, piora a acne, faz crescer pêlos nas mãos e outras bobagens semelhantes, mas que muito contribuem para a insegurança emocional do adolescente.

Outros assuntos que não devem ser esquecidos são os relativos à contracepção e às doenças sexualmente transmissíveis. Devemos enfocar os limites do namoro, do "ficar" e, principalmente, a responsabilidade de cada jovem sobre a sua vida sexual. Esse tipo de abordagem pode evitar muitos dissabores futuros aos jovens e a seus pais.

Caso os pais não se sintam à vontade para tocar nesses pontos ou ainda nos casos em que os jovens rejeitem esse tipo de conversa, pode-se fazer uso de livros sobre o tema. Hoje existem muitos e bons autores que abordam a sexualidade na adolescência de forma adequada e honesta. É um direito dos pais, entretanto, a escolha dos mesmos, para que estejam seguros de que as informações veiculadas estão de acordo com o que desejam passar aos seus filhos sobre o assunto.

Em resumo, o importante é que os pais não fujam ao seu papel de educadores e orientadores dos filhos, seja qual for o assunto em questão.

CAPÍTULO 16

Como falar de sexo
com crianças e jovens

"Tenho muita vontade e disposição para conversar sobre sexualidade com meus filhos adolescentes, mas, sempre que começo, parece-me que eles se fecham e, por mais que eu tente, não consigo fazer com que troquem idéias ou digam o que sentem. Em geral, ficam ouvindo (tenho dúvidas se estão mesmo me ouvindo...), porém parecem ansiosos para que eu 'acabe logo com aquele suplício'. Isso quando não me lançam um olhar de superioridade e encerram o papo com um lacônico 'já sei tudo de que preciso'. Como fazer para orientá-los sem ficar esse clima?"

Estando convencidos de que é importante não deixar para outros a tarefa de falar com os filhos sobre sexo e já sabendo o que falar (ver os dois capítulos anteriores), de acordo com a idade e o momento do desenvolvimento dos filhos, é fundamental ainda saber qual a forma mais adequada para abordar o assunto, especialmente com adolescentes.

Podemos começar pensando nas formas que, em geral, constituem ótimas maneiras de, ao contrário do que desejaríamos, encerrar qualquer diálogo e aniquilar nos jovens o desejo de nos ouvir. Então, vamos lá.

O que devemos *evitar* a todo custo:

1. Começar chamando os filhos "para um papo muito sério e importante" (isso é meio caminho andado para eles ficarem na defensiva);

2. Transformar o momento da conversa em uma espécie de aula expositiva ou palestra (dois minutos depois eles estarão morrendo de tédio);

3. Adotar uma postura professoral, moralista ou teórica (eles odiarão cada minuto);

4. Utilizar argumentos tais como "fica feio", "o que os outros vão pensar" etc., que de forma alguma encontram eco na mente e no coração dos jovens;

5. A cada frase, observação ou revelação que os jovem fizerem, contra-atacar com mil perguntas, verdadeiros interrogatórios (o que os levará a jurar "nunca mais abrir a boca" quando vocês perguntarem alguma coisa sobre sexo);

6. Responder de forma evasiva e não objetiva às perguntas que eles, porventura, lhes façam (os jovens e as crianças têm um sexto sentido, muito apurado por sinal, para detectar quando estamos ou não sendo autênticos);

7. É também muito contraproducente começar a falar sobre contracepção, doenças sexualmente transmissíveis ou gravidez precoce após uma discussão ou no momento em que você acabou de ser informado de que sua filhinha, tão linda e inocente, de 13 anos, está namorando um rapaz de 22. Obviamente, as condições emocionais, de ambos os lados, não ajudarão em nada o surgimento de um clima propício a trocas e confiança.

Orientar nossos filhos sobre sexo é, na verdade:

1. Proporcionar conversas informais, descontraídas, em clima saudável e feliz, num momento em que todos — pais e filhos — estejam bem, de bom humor e com tempo para conversar;

2. Antes de mais nada, saber ouvir, muito mais do que falar, falar, ensinar, ditar regras;

3. Começar a tratar os temas muito antes de eles "precisarem", isto é, por exemplo, falar sobre contracepção quando o filho já está transando pode ser tarde demais;

4. Acreditar que o conhecimento não leva à prática sexual precoce, ao contrário, ter segurança de que muitos problemas de saúde e gravidez indesejada ocorrem justamente pela ignorância dos jovens e devido aos mitos que ainda permanecem. Esse tipo de idéia preconcebida é que impede muitos pais de alicerçarem os conhecimentos dos filhos;

5. Ter conhecimento sobre o assunto. De nada adianta conversarmos se não estamos seguros do que queremos dizer. Quanto mais embasadas em fatos forem as nossas afirmativas, mais confiabilidade teremos. Apresentem aos filhos artigos, números, informações reais e não apenas o que vocês pensam ou acham. A aprendizagem técnica e a internalização de valores morais surgirão de forma mais eficiente se nossos filhos sentirem substância no nosso discurso. Também é importante que haja momentos nos quais ambos os lados possam falar sobre seus pensamentos, sentimentos e dúvidas;

6. Expor nossos sentimentos, medos e preocupações sem agressividade nem autoritarismo, mas com carinho e amor, de forma a que nossos filhos possam compreender melhor o que nos preocupa e,

assim, aceitar de forma mais tranqüila os limites que, por vezes, temos de impor;

7. Deixar bem claros os limites e as regras que a família segue. Essa clareza evita muitos aborrecimentos. Recentes pesquisas feitas com adolescentes nos EUA indicam que poucos pais são efetivamente objetivos e claros quanto a suas posições em relação a vários assuntos, como sexo e drogas. A certeza sobre o comportamento moral da família é uma base excelente para os jovens, nem que seja para constituir ponto de partida sobre o qual eles próprios erigirão os seus conceitos; por isso, não hesite em deixar bem claro não só o que pensam, mas como vocês se posicionariam em situações como, por exemplo, gravidez precoce. Se vocês acham que sexo na adolescência é algo que não deve ocorrer, digam isso com toda clareza, inclusive enfatizando o que esperam em termos de comportamento. Se, ao contrário, acham que não tem problema iniciar uma vida sexual ativa antes dos 16 anos, oriente-os e esclareça sobre pontos fundamentais, como prevenção de doenças sexualmente transmissíveis, necessidade de acompanhamento médico regular e, especialmente, responsabilidade total sobre seus atos e suas conseqüências;

8. Procurar aproveitar ocasiões oportunas para trazer o assunto à baila, como se fosse assim uma espécie de "coincidência", caso os filhos fujam do assunto (o que não é raro hoje em dia). Uma notícia na TV, por exemplo, sobre estupro, pode propiciar

excelente oportunidade informal para orientar rapazes sobre o respeito e direitos da mulher, e, às meninas, sobre como evitar situações de risco.

O assunto é vasto e complexo, mas, se seguirmos o que foi explicitado nesses três capítulos, as chances de êxito são muito grandes. Nem sempre eles aceitam bem logo de início. Na verdade, agem assim porque temem que os pais estejam querendo "controlar" a vida íntima deles. Aos poucos, porém, com calma, confiança e um clima descontraído, em geral, eles acabam participando verdadeiramente.

CAPÍTULO 17

Os filhos frente à separação dos pais

"Minha esposa e eu vivemos pessimamente há três anos; queremos nos separar, mas temos medo de que nossos filhos, de 8 e 6 anos, fiquem com problemas. Devemos esperar que cresçam mais? Que cheguem à adolescência? E, enquanto isso, a nossa vida como fica?"

"Qual o impacto na auto-estima da criança ou do jovem quando os pais se separam? E como agir para diminuir o problema?"

Qualquer pai consciente deve ficar obviamente desnorteado e confuso ao tomar conhecimento de resultados tão contraditórios de estudos, ainda que muito sérios, que, com freqüência aparecem na mídia, sobre as mesmas questões: há algum tempo, por exemplo, as páginas amarelas da revista *Veja* estamparam as conclusões da terapeuta americana Judith S. Wallerstein, em seu livro *A inesperada herança do divórcio*, sobre o que chamou de "marcas indeléveis" que os filhos de pais separados carregarão pela vida afora. A autora chega até a sugerir que casais que vivem juntos, mas sem maiores conflitos, ainda que numa relação sem sal ou amor, devam continuar juntos, pelo bem dos filhos. Enquanto isso, outros tantos estudiosos proclamam, com igual veemência e segurança, o mal que faz aos filhos a convivência com pais que já não se amam, não se admiram, e que só estão juntos por conservadorismo, covardia ou conveniência financeira, levando cada um sua própria vida, sem afeto nem amor. Isso sem contar os que vivem às turras, digladiando-se, humilhando-se mutuamente ou até agredindo-se fisicamente.

O que fazer então? Independentemente de quem tem razão no que tange aos filhos de pais separados, cada casal tem que pesar o que deseja realmente fazer de suas vidas. E tomar sua própria decisão, independente e madura. De qualquer forma, não há dúvida de que, se a decisão for necessariamente pela separação, algumas coisas podem e devem ser levadas em conta, de forma a minimizar possíveis estragos ou conseqüências emocionais para os filhos, especialmente se forem adolescentes.

De maneira geral, há uma certa idéia de que, quando os pais de adolescentes se separam, os prejuízos são menores do que se os filhos forem pequenos. Tanto assim que muitos casais "esperam" os filhos crescerem para se separarem. Nem sempre, porém, filhos crescidos sofrem menos com a separação dos pais. A adolescência é um período de grande insegurança, de mudanças profundas nas áreas afetiva, intelectual e física. A crise familiar será mais uma fonte de ansiedade e problemas a aliar-se ao quadro natural da idade. Embora já estejam numa fase da vida em que não dependem tanto dos pais, não se devem minimizar as dificuldades que poderão enfrentar ao verem dissolver-se a família, mesmo quando, aparentemente, se mostram fortes, colaboradores ou indiferentes. Nessa idade, embora não pareça, eles precisam muito dos pais para orientação e apoio em relação às sérias questões que começam a se colocar em suas vidas, como namoro, escolha profissional, indução pelo grupo ao uso de drogas etc.

Por outro lado, se a decisão foi tomada, existem algumas coisas importantes que os pais podem e devem fazer, que, seguramente, contribuirão para prevenir problemas maiores. Dois aspectos devem ser levados em consideração:

1) é na adolescência que nossos filhos estão formando seus conceitos sobre relacionamento com o sexo oposto, e a dissolução da família pode influenciá-los de forma negativa, abalando sua forma de ver e acreditar na relação com o sexo oposto; e

2) o jovem já tende normalmente a adotar comportamentos ousados, dada a imaturidade da idade e à crença de que, com ele, nada de mau vai acontecer. A separação dos pais pode levá-los a comportamentos de risco ainda maiores, especialmente em relação ao uso e abuso de drogas, abandono ou queda de motivação pelos estudos, sexo precoce ou de risco etc.

Na adolescência, por outro lado, graças à possibilidade de dialogar e à já existente capacidade para analisar problemas complexos, pode-se atravessar essa difícil fase — do divórcio ou da separação — com um mínimo de perdas afetivas, *caso pai e mãe estejam, de fato, empenhados nisso*. Em outras palavras, a separação dos pais, salvo raras exceções, nunca é motivo de júbilo para os filhos, sejam eles crianças ou adolescentes. Medos, inseguranças, raiva, frustração são sentimentos que surgem na maioria dos casos. De qualquer forma, cabe unicamente ao casal tomar a decisão. Se, de fato, não há mais nenhuma possibilidade de entendimento e convivência minimamente harmônica, talvez seja necessário decidir pelo divórcio. Apenas pensem bem antes de tomar a decisão, e somente então comuniquem aos filhos. Se os pais que se separam tiverem a firme intenção de não prejudicar os filhos e, portanto, continuarem ambos a acompanhá-los, orientá-los e amá-los, sem fazer das crianças válvulas de escape para suas frustrações, os problemas poderão ser sanados — em conjunto, de preferência. O ideal é que sejam os pais os portadores da notícia da separação, que ambos estejam presentes, para que seja também com eles que os filhos possam dirimir suas dúvidas e expressar seus medos, inseguranças e angústias em relação à nova situação.

CAPÍTULO 18

Quando e o que falar sobre divórcio

> *"Vou me separar do meu marido e preciso conversar com meus filhos. Mas não sei o que dizer. Não quero dramatizar para não chocá-los, mas também não quero que pensem que tudo será fácil. Qual seria o melhor momento para comunicar a nossa decisão, que cuidados devo ter e o que falar?"*

Todos estão tensos, mas a separação é inevitável e está decidida. Qual o momento mais adequado para comunicar aos filhos notícia tão grave? E o que, exatamente, falar? Reconheço que a vontade de fugir deve ser muito, mas muito forte mesmo, mas, se vocês querem realmente evitar *mais problemas* para suas já tumultuadas vidas, algumas medidas podem ajudar bastante.

Quando falar

Primeira coisa importante: a separação só deve ser comunicada quando, efetivamente, tiver um caráter final. Não se deve falar nisso enquanto for um TALVEZ e especialmente após uma briga, quando a cabeça está quente e as diferenças ainda poderão ser resolvidas e superadas. Já pensou como pode ficar a cabecinha de um jovem ou de uma criança que, a cada mês ou quinzena, ouve os pais afirmando "assim não dá mais, vou embora" e, horas depois, os encontra aos arrulhos e beijos, fazendo as pazes?

Quando já for um fato — só então —, pai e mãe devem combinar o dia e a hora em que, juntos, comunicarão aos filhos o que ficou resolvido. É muito importante escolher um momento em que o pai, a mãe e os filhos — adolescentes ou não — estejam reunidos em casa, com calma, sem pressões de horários ou outros compromissos.

A presença dos dois é importante para não alimentar a idéia de que a decisão foi tomada unilateralmente. É muito natural que filhos desejem ver os pais sempre unidos, não é mesmo? A presença dos dois dá consistência e realidade à situação, ao mesmo tempo que permite a cada um apresentar a decisão e os motivos que a geraram do próprio ponto de vista, provando que a decisão foi pensada, amadurecida e definida em conjunto. Isso evita enganos e falsas esperanças dos filhos. Também previne versões diferentes para um mesmo fato: a simples presença do outro já age como freio... Quando as pessoas estão muito magoadas, são capazes de fazer coisas horríveis, de que poderão arrepender-se muito, mais tarde, como mentir, exagerar a culpa do outro, se colocar como vítima, apresentar o outro como canalha etc.

Em caso de desentendimento grave do casal, pode tornar-se impossível a presença dos dois; nesse caso, aquele que estiver com os filhos deve explicar a ausência do outro e assegurar-lhes que logo terão oportunidade de fazer contato direto.

É preciso tentar, com todas as forças, apresentar os fatos de forma tranqüila, de preferência sem acrescentar ao relato julgamentos ou expressões depreciativas sobre o cônjuge. Por mais que se sintam tentados, lembrem-se: o problema é entre vocês dois e não entre pais e filhos. Quanto vale não aumentar a carga dos seus problemas pessoais com distúrbios emocionais dos filhos? Não tem preço.

Existem casos em que a separação ocorre porque o pai (ou a mãe) foi embora com outra pessoa, ficou seriamente doente (casos de internação por forte desequilíbrio emocional, demência, depressão grave etc.) ou cometeu um delito grave seguido de prisão ou fuga. Dentro do possível, deve-se justificar a ausência falando a verdade, mesmo que atenuando um pouco, em casos mais sérios. É importante que os filhos não julguem que o pai ausente não quis ou não se preocupou com eles.

Alguns pais escolhem a hora de dar a notícia no momento menos apropriado, porque sabem que essa forma facilita "uma fuga rápida" da situação tão estressante: então, cinco minutos antes de sair para o trabalho ou um pouco antes da chegada do ônibus escolar, "jogam a bomba e saem de campo". Essa atitude é compreensível, mas por mais difícil que seja, é preciso ter calma e dar tempo para as crianças "digerirem" o fato. Portanto, por mais tentador que pareça, não convém ceder ao impulso: pode ser mais simples no momento, porém pode tornar-se muito mais complicado depois.

Outros escolhem abordar o tema num local que consideram "neutro", como um restaurante ou um parque de diversões, porque neles, pelo menos em tese, os filhos teriam que controlar suas emoções e sua forma de falar. O ideal é que a comunicação seja feita em casa, com todos os filhos presentes, em hora que ninguém tenha nenhum compromisso imediato. O objetivo é justamente facilitar a liberação das emoções: a porta está fechada, não há estranhos por perto e assim os filhos podem fazer todas as perguntas que quiserem, chorar se tiverem necessidade e, até mesmo, expressar sua raiva ou revolta. Mesmo quando o clima em casa já é bem ruim e os filhos adivinham que a separação pode acontecer, eles sempre esperam que os pais permaneçam juntos, a não ser, claro, em casos de violência física, alcoolismo, desrespeito violento etc.

Se for possível, evitem falar sobre o assunto quando vocês estiverem deprimidos ou descontrolados. Claro que vocês podem — e até devem — deixar transparecer seus sentimentos de desilusão, tristeza ou decepção, mas tentem estar, pelo menos, controlados quando forem abordar o assunto.

Se seus filhos se dão muito bem com os avós ou padrinhos, talvez seja uma boa idéia falar quando eles estiverem presentes, desde que os primeiros já saibam e tenham aceitado a idéia... Já pensou dar a notícia a todos ao mesmo tempo, e cada um achar que tem direito ao seu próprio ataque histérico? Em vez de ajudar, piora muito... Imagine se seu sogro ou sogra começa a dizer: "Eu sabia, eu bem que avisei que não ia dar certo, meu filho, mas você não quis me ouvir..." Se alguns familiares têm presença e participação constantes na vida de nossos filhos, pode ser bom. A idéia é que, com a presença deles, os filhos sintam que, embora seu pai e sua mãe estejam se separando, a família não está se desfazendo inteiramente. Isso também dá oportunidade de encontrarem nessas pessoas suporte emocional.

Pode-se também conversar em separado com os adolescentes para abordar alguns aspectos que os mais novinhos poderiam não entender. A primeira notícia, no entanto, deve, de preferência, ser dada na presença de todos.

Cada filho tem uma reação própria em relação à separação. Mas, de qualquer maneira, não é raro que as atitudes mudem. Os que aceitaram de forma compreensiva podem, alguns dias depois, apresentar reações de medo ou ansiedade e vice-versa. Portanto, os pais devem ter atenção redobrada com os filhos adolescentes, para que, a cada sinal de mudança, possam voltar ao assunto e dizer o que estão sentindo, quais os medos ou inseguranças que surgiram.

O que falar

Até onde contar? *"Houve traição — conto? Meu marido me espancou; meus filhos devem saber que esta é a causa da separação?"* É compreensível que pais zelosos tenham dúvidas sobre quanto e o que se deve contar sobre as relações entre o casal. Relatar certos fatos pode dificultar — às vezes até impedir — o relacionamento posterior entre pais e filhos. Não tem sentido entrar em detalhes que poderão afetar a imagem de cada um dos pais em relação aos filhos, a não ser em casos extremos, em que isso se torne até fundamental, como quando a separação é determinada por motivos relacionados à conduta antiética (roubos, desfalques, chantagem etc.) ou que ameacem até mesmo a segurança (casos de desequilíbrio emocional grave, doença psiquiátrica etc.).

O importante é:

1) Comunicar com clareza a decisão tomada — não hesitar; não usar meias verdades.

2) Relatar todas as tentativas de entendimento anteriores, até optarem pela separação.

3) Garantir que o divórcio trará mais equilíbrio, paz e harmonia para todos (e cumprir...).

4) Dar garantias de que o amor pelos filhos, tanto do pai quanto da mãe, continuará a existir sempre, independente do local onde estejam residindo (e cumprir...).

5) Deixar claro que os filhos não têm qualquer culpa em relação à decisão tomada.

6) Esclarecer o que muda e o que não muda na rotina de cada um dos filhos a partir da separação (em relação à escola, onde e com quem irão morar, nível de vida etc.).

7) Assegurar que terão acesso fácil ao pai com quem não mais residirão (e zelar para que efetivamente isso aconteça; nada pior do que usar os filhos para agredir ou punir o ex-cônjuge).

8) Dar total possibilidade aos filhos de esclarecerem suas dúvidas, medos e inseguranças, a qualquer momento em que desejem voltar ao assunto

CAPÍTULO 19

Divórcio e adolescência

"Eu e minha esposa estamos decididos a nos separar. Não sabemos, no entanto, se devemos comunicar aos nossos filhos — um menino de 12 e duas moças de 14 e 16 anos — agora ou somente depois de o fato consumado. Na verdade, nem sabemos se eles estão prontos para ouvir. Temos muito medo da reação deles. Ao mesmo tempo, percebemos que nossas brigas, tristezas e desentendimentos não os abalam, parece que nem percebem, sempre voltados para suas próprias atividades e amigos. Como proceder?"

Mesmo que pareça (muitas vezes com toda a razão) que seus filhos não estão nem aí para o que vocês estão sentindo ou fazendo, não se iludam. As atitudes independentes dos jovens podem, em princípio, dar essa impressão, levando à idéia de que, nessa idade, eles nada ou pouco sentirão em relação à separação. Afinal, parece que os filhos adolescentes estão sempre tão ocupados e sem paciência com os pais — ausentes de casa quase todo o dia, devido aos seus afazeres escolares, esportivos, aulas de línguas etc., e, nos fins de semana, sempre envolvidos com os amigos e os programas —, que, de fato, a noção que nos passam é exatamente essa: eles não se importam conosco. Mas, pelo contrário, é preciso envolvê-los nas questões familiares, mostrar-lhes que eles têm um papel na dinâmica familiar e, especialmente, que as opiniões deles são importantes para nós — que eles são ouvidos e respeitados como elementos da família.

É preciso considerar sempre que, na adolescência, as inseguranças e os temores em relação à vida, ao mundo e ao futuro já são suficientemente grandes mesmo numa família bem estruturada e equilibrada emocionalmente. Se os pais estão se separando, esses medos e angústias tendem naturalmente a aumentar, e é importante que existam franqueza e autenticidade na relação, suficientes para que eles consigam falar sobre seus sentimentos. De preferência, conosco.

Por outro lado, como é exatamente na adolescência que nossos filhos estão começando a ter expectativas e contatos com o sexo oposto, é natural que idealizem o que seja felicidade numa relação. E o fato de ver sua própria família se desfazer pode gerar um processo de descrédito com relação às suas próprias possibilidades de construir uma relação sólida. Conversar sobre isso é, portanto, fundamental para que eles não acabem fazendo generalizações inadequadas.

É raro o adolescente falar com os pais sobre o que sente, o que não significa que as dúvidas não existam. Por isso é tão importante que os pais redobrem a atenção quanto à possibilidade de criar espaços em que o jovem possa expressar seus sentimentos. De modo geral, o adolescente tende a fugir de temas que considera que poderão sensibilizar os pais, por isso é tão importante que nós iniciemos o diálogo a respeito. Não externar seus sentimentos em relação a fatos tão importantes e que afetam tanto suas vidas pode levar a muitos problemas; devemos mostrar que o fim de um relacionamento não é prova de que todos os demais fracassarão ou serão problemáticos.

Os sentimentos dos filhos adolescentes em relação à separação dos pais são, em geral, contraditórios. Como, devido à idade, eles já percebem com certa facilidade que os pais não estão mais se entendendo, que estão tristes, brigando muito ou frios um com o outro, a notícia da separação pode gerar uma atitude de aceitação imediata. É como se eles nos dissessem: "a gente já imaginava, por isso não estou surpreso, nem preocupado" — mas é importante que os pais não se deixem iludir por essa impressão de auto-suficiência, que, em geral, é apenas aparente. Mesmo prevendo o fato, eles precisarão, sem dúvida, de apoio e compreensão. Às vezes, o jovem oculta seus medos, para não parecer "uma criancinha assustada", mas talvez seja assim mesmo que esteja se sentindo. E, como os pais que se separam também estão assustados e desestruturados, é até compreensível que essa atitude de auto-suficiência seja aceita como verdadeira. Afinal, parece ser um problema a menos para enfrentar em uma hora já tão conturbada. É preciso estar atento para os sinais de que nem tudo está tão tranqüilo como pode parecer. Às vezes eles bloqueiam tanto seus sentimentos que, depois, podem até ter dificuldade de expressá-los em outros momentos ou outras relações, com a namorada ou o namorado, por exemplo.

Por isso tudo, é importante que haja possibilidades reais de o jovem expressar seus medos, inquietações, dúvidas, angústias, enfim, os seus sentimentos em relação à separação dos pais. O silêncio ou a tentativa de só comunicar o fato quando estiver consumado, quer dizer, de mala na mão, não são nada construtivos.

A honestidade, a verdade, a transparência sempre devem ser a tônica da relação entre pais e filhos. Bem compreendido: deve-se falar o que as crianças e jovens podem compreender e aceitar. Não se trata de revelar problemas íntimos ou embaraçosos para todos. Trata-se de comunicar o fato de forma calma, reassegurando o amor que sentem pelos filhos e passando-lhes a certeza de que continuarão contando com os dois.

CAPÍTULO 20

Diálogo com jovens — um grande desafio

"*Minha filha tem 16 anos e vive me acusando de 'ditadora' e autoritária. Fico muito triste, porque todos me acham superaberta e franca. Ela nunca vê o número de vezes em que a deixo fazer o que deseja. É só dizer um não, para começarem as acusações. Fico até abalada, pensando: será que ela tem razão?*"

A atual geração de pais e professores é ou pretendeu ser a *geração do diálogo*. Acredita-se hoje ser esta a melhor forma de comunicação. Mas será que, na prática, o diálogo está efetivamente acontecendo? Pais e filhos, professores e alunos estão se entendendo melhor através do diálogo?

Dialogar significa "travar ou manter entendimento com vista à solução de problemas comuns". Portanto, só se pode dizer que houve diálogo quando se chega a algum nível de entendimento. Através do diálogo, chega-se ao *consenso* (concordância de todos sobre o assunto) ou apenas a *um nível de entendimento*, mas que permita sejam tomadas decisões, até, por exemplo, a de permanecer, cada um, com a sua própria idéia inicial.

Pais e professores ocupam funções sociais de autoridade, o que impõe grandes responsabilidades, entre as quais negar algumas coisas e estabelecer limites. Com freqüência, adolescentes acusam pais e professores de autoritários. Por vezes podem ter razão: exercer a difícil tarefa de entender-se com filhos e alunos, mantendo o equilíbrio, especialmente diante de opiniões de jovens com idéias muitas vezes radicais ou que assumem atitudes de risco, é de fato difícil. Mas embora as reclamações dos jovens por vezes procedam, elas ocorrem muitas vezes quando o que desejam não pode ser atendido, tenha ou não havido diálogo. Quando não alcançam o que querem, "quebram o diálogo" com acusações de "autoritarismo". Transformam entendimento na tentativa de fazer com que se atenda ao que anseiam: uma nota melhor na prova, mudanças na escola, viagens. Às vezes, tais imputações são tão veementes que os próprios adultos acabam abalados em suas convicções. Afinal, quem quer ter a pecha de antidemocrático?

Há aí um engano na compreensão do processo dialógico, que deve levar ao *entendimento* sim, mas nem sempre ao *atendimento* do desejo da pessoa ou do grupo. E é isso que torna o diálogo tão difícil e, às vezes, impossível: a expectativa utópica e equivocada de que, conversando, todos os anseios serão concretizados. Enquanto pais, professores e outras autoridades atendem às solicitações feitas, são ditos "democráticos e capazes de dialogar". No momento, porém, em que uma reivindicação é negada — ainda que depois de ouvidas e analisadas todas as argumentações —, são tachados de autoritários e antidemocráticos. Independente de quantas outras solicitações tenham sido aceitas.

Se um dos participantes de um diálogo está investido de autoridade (pais e professores) e rejeita um pedido ou desejo do outro, isso não significa obrigatoriamente que não houve diálogo. O importante é que todos possam expressar suas opiniões e que haja vontade de entender o ponto de vista do outro. Quando o diálogo é real, as informações são captadas, analisadas e até aceitas — em alguns casos. Mas não sempre — e não em todos os casos.

Também é comum hoje, casos em que pais buscam o diálogo e os filhos sistematicamente evitam conversar ou adotam uma postura "formal de diálogo", mas na verdade apenas ouvem calados, tentando encerrar o "papo" o mais rápido possível. Sabem que, permanecendo quietos, em poucos minutos os pais desistirão. Nesse caso, diga francamente o que está percebendo, sem raiva — e coloque-se disponível. Mas não insista nesse momento. Espere uma ocasião mais propícia.

Também vale repensar sua atitude para verificar se você realmente dialoga ou apenas dá "lições de moral". Dê ao seu filho a chance de explicar por que não gosta ou não quer conversar com você. E, se ele resolver falar, ouça com atenção: você pode se surpreender com o que seu filho tem a dizer. Muitos pais colocam tanta ansiedade na hora de conversar, ou falam tanto sem ouvir, que talvez seja necessário perceber que somos nós que não sabemos conversar, como pensávamos. Se for o caso, tente mudar, nada está perdido...

Mas se você realmente é disponível e não consegue conversar, ainda assim — não se assuste — não é só com você que isso ocorre. O ser humano é curioso: Quando éramos pequenos, adoraríamos poder tirar nossas dúvidas com o papai ou a mamãe. Mas inúmeros eram os assuntos "proibidos". Hoje, que nos colocamos francamente favoráveis ao diálogo franco, orientador e aberto, muitos jovens não querem. É comum as pessoas só valorizarem o que não têm...

Não se entristeça, nem insista. Acredite: Chega uma hora em que as coisas mudam!

Para que você possa analisar sua atitude e a dos seus filhos em relação ao diálogo, leia e reflita (se for possível, leia e discuta juntamente com seus filhos).

No diálogo verdadeiro não há vencedores nem vencidos, ninguém quer "vencer" ninguém. Há, isso sim:

1º) pessoas decididas a se ouvirem e se entenderem, de fato;

2º) análise e tomada de decisões a partir dos argumentos apresentados *por todos*;

3º) canais de comunicação abertos nos dois sentidos, isto é, uma hora um fala, depois o outro fala;

4º) respeito às posturas do outro: intenção real de analisar argumentos e reivindicações;

5º) mudança de atitudes ou decisões, quando racionalmente convencidos pelos argumentos e

6º) aceitação das decisões finais tomadas pelo grupo ou autoridade, ainda que nem sempre contemplem o que todos ou cada um desejava.

CAPÍTULO 21

Adolescência e tatuagem

"Meu filho de 13 anos vive me azucrinando para fazer uma tatuagem enorme no braço. Não sei o que fazer, porque não concordo, mas ele vive insistindo. Devo concordar? Existe mesmo algum risco?"

É bastante comum, entre adolescentes de hoje, o uso de *piercing* e tatuagens. Tornou-se uma verdadeira febre, tanto entre rapazes quanto entre moças. Para os pais, que ficam inseguros e sem saber o que fazer ou como negar esse desejo dos filhos, é um verdadeiro tormento, especialmente devido aos riscos que trazem à saúde. Além disso, muitas pessoas vêem a tatuagem e o o *piercing* como negativos ou como sinal de agressividade, o que pode levar a preconceitos e segregações.

É claro que o jovem, em geral, não quer pensar em nada a não ser no presente, e, se hoje a vontade é fazer uma tatuagem, esse é o pensamento que vai prevalecer.

Para fazer frente a essas situações, é importante estar preparado para argumentar, tendo por base informações relevantes e verdadeiras sobre o assunto. Estando bem fundamentado, munido inclusive de opções alternativas, fica mais fácil contornar o problema. Brigar, proibir ou se desesperar, em geral, não costuma dar bons resultados.

Para boa parte dos adolescentes, colocar um *piercing*, fazer uma tatuagem, pintar unhas de verde ou tingir uma parte do cabelo de vermelho podem ter o mesmo significado. E, em geral, o significado é diferenciar-se do grupo, aparecer como um indivíduo com características próprias, um ser autônomo, único.

Com muita segurança e paciência, no entanto, devemos fazer algumas colocações que, em muitos casos, serão suficientes para fazer o jovem mudar de idéia.

O que devemos saber e explicar a nossos filhos sobre tatuagem

A tatuagem é uma forma permanente de "decoração do corpo" pela inserção de tinta colorida na superfície da pele, em geral através de agulhas.

Isso os jovens costumam saber. O que eles em geral não sabem está relacionado diretamente com o procedimento da aplicação da tatuagem. De modo geral, o adolescente se sente atraído pela idéia de fazer tatuagem, mas ignora que o processo envolve dor e cuidados pós-aplicação bem longos, para prevenir infecções. Também não têm a mínima noção das técnicas existentes para remover tatuagens, nem mesmo de que precisam da autorização dos pais, se forem menores de 18 anos, para decidir sobre isso.

A tatuagem mais simples leva cerca de uma hora para ser feita. As mais complexas, muito mais tempo, portanto. Em todos os casos, porém, o procedimento é doloroso e a dor permanece ainda algum tempo após o término da aplicação. Devido a isso, um profissional consciente nunca leva mais de três ou quatro horas por sessão. O limiar da dor vai diminuindo com o passar dos minutos, e não é raro as pessoas, por isso, desistirem antes do final. Em alguns locais do corpo, como tornozelos e pescoço, a sensibilidade é maior, e, portanto, a dor também.

Uma boa idéia é fazer seu filho assistir a uma sessão de aplicação de tatuagem, quando algum amigo for fazer. É bem provável que, depois disso, ele pense duas vezes antes de decidir se vale realmente a pena.

Outra coisa importante a informar é que, embora no início a tatuagem fique colorida e bonita, com o tempo ela tende a escurecer, as cores perdem o viço e a tonalidade. Por isso, alguns tatuadores costumam usar tinta indiana, que permanece com o brilho inicial e sem perder a cor por bem mais tempo. O problema é que algumas tintas indianas contêm em sua composição um certo tipo de veneno, não em quantidade suficiente para matar uma pessoa, mas capaz de deixá-la doente, ter problemas no futuro para engravidar, ou ter filhos com defeitos de formação. Isso é fundamental que os jovens saibam.

Para a tatuagem ficar bem-feita, os cuidados após a aplicação são fundamentais. Pouca gente sabe, mas eles são necessários para evitar infecções, escaras ou, até mesmo, danos à tatuagem em si. A tatuagem tem que ser protegida com bandagens por 24 horas após a aplicação. Após a retirada do curativo, é necessária a aplicação de uma pomada antibacteriana na área três vezes ao dia, durante duas a três semanas. Depois disso, a tatuagem terá cicatrizado, mas em geral a pele torna-se extremamente ressecada no local, o que torna importante o uso de uma loção hidratante por um ou dois meses.

Tatuadores bem formados darão esse tipo de orientação antes de fazer o trabalho, mas existem, obviamente, outros tantos que não orientam, e, sem esses cuidados os resultados podem ficar comprometidos.

Idas à praia, piscina ou natação devem ser evitadas nas primeiras duas semanas, assim como a exposição direta ao sol durante duas a quatro semanas, porque a luz solar pode alterar as cores do desenho. O verão, portanto, não é uma época adequada para fazer tatuagem.

Outra coisa que nossos filhos precisam saber refere-se à remoção da tatuagem. Para um jovem, pensar dois ou três anos adiante pode ser muito difícil, quase impossível. Mas é preciso alertá-los para o fato de que, após um certo tempo, a mesma tatuagem que lhes pareceu maravilhosa pode tornar-se detestável. Se ele jurar que não, que nunca vai se arrepender, pergunte-lhe quantas vezes nos últimos meses ele mudou a maneira de se vestir ou de cortar os cabelos... Mostre-lhe que o mesmo pode ocorrer com a tatuagem, com a diferença de que retirá-la não será tão fácil quanto uma ida ao salão de beleza ou a uma butique.

Só existem dois caminhos a seguir: o primeiro é cobrir a tatuagem inicial com uma outra. Isso é muito comum nos casos em que se tatua o nome de um namorado ou namorada e depois, quando surge um novo amor, é preciso desfazer. No entanto, é uma opção cara e dolorosa. A outra maneira é fazer uma cirurgia, na qual se usa o raio laser para remover a cor ou os pigmentos da tatuagem. Mas mesmo essa cirurgia não faz a tatuagem desaparecer por completo, apenas deixa-a mais clara ou escondida pela cicatriz que se forma por cima.

Fazer uma tatuagem requer, portanto, uma decisão muito bem pensada. Não pode, de forma alguma, ser feita impulsivamente, porque são muitas as pessoas que se arrependem depois. Na cidade de San Jose, na Califórnia, o governo colocou à disposição dos interessados, sem ônus, durante uma semana, cirurgia a laser para remoção de tatuagens. Mais de mil tatuagens foram removidas nessa ocasião. É um bom exemplo para ilustrar e fazer nossos filhos perceberem como é comum uma pessoa mudar de idéia depois de ter feito uma tatuagem.

Finalmente, é bom lembrar que até 18 anos nossos filhos precisam do nosso consentimento para fazer qualquer coisa. É melhor não precisarmos chegar a esse ponto, mas, caso todo o diálogo e informações não sejam suficientes, diga a seu filho que só após a maioridade ele poderá fazer a tatuagem sem o seu consentimento. Até lá, provavelmente ele já "descurtiu" a idéia. Você tem o *direito* de proibir, se julga que o desejo de seu filho pode lhe trazer danos ou problemas futuros.

CAPÍTULO 22

Adolescência e piercing

"*Minha filha está enlouquecida para colocar um* piercing *no umbigo. Ela já ameaçou até colocar 'com o dinheiro dela' — que é a mesada que eu dou. Não quero proibir, mas também não acho uma coisa legal. O que fazer?*"

Se tatuagem já tira o sono de muitos pais, o que dizer quando um filho pergunta se pode fazer um *piercing*... Aliás, hoje em dia, quando tantos pais não conseguem estabelecer limites mínimos para os filhos, já se pode considerar um bom resultado o fato de o filho perguntar antes. Não são poucos os casos em que os jovens já chegam em casa tendo colocado brincos, feito tatuagens ou com *piercings*! E, como relatam seus pais, num ar entre sofrido e conformado, "mas eles usaram o dinheiro deles... o que eu poderia fazer?" Quando se estabelece uma mesada, é importante, até para evitar esse tipo de situação, que os pais deixem bem claro para que ela se destina.

Ainda que se tratasse apenas de uma questão financeira, teríamos muito a discutir. Mesmo um jovem que tenha recebido dinheiro através do seu próprio trabalho e que, portanto, é uma pessoa independente, até a maioridade está sob a responsabilidade dos pais, inclusive penal, o que, por si só, já delimita o grau de liberdade que os filhos podem e devem ter. Cabe aos pais, é claro, à medida que percebem que os filhos têm maturidade e equilíbrio, dar-lhes mais autonomia e espaço decisório.

Afinal, todo pai equilibrado e saudável deseja que os filhos cresçam e assumam posturas adultas e independentes na vida. O que não significa que determinadas decisões importantes, que afetam e afetarão a vida, não sejam amplamente discutidas e pensadas — de preferência em conjunto, sem imposições de parte a parte.

Para debater e argumentar sem brigar e sem impor, é preciso, primeiro, que os pais saibam algumas coisas importantes. Esses conhecimentos servirão de base para o diálogo saudável e amistoso. Como fizemos em relação às tatuagens, no capítulo anterior, vamos então esclarecer alguns pontos:

Embora tenha conseguido muitos adeptos entre os jovens, o *body piercing* (literalmente "corpo perfurado"), *pierce* ou *piercing*, não é nenhuma novidade. Há séculos vem sendo utilizado em rituais religiosos tribais ou apenas como ornato. Na civilização ocidental surgiu, de início, como enfeite feminino, usado apenas nas orelhas. Primeiro um apenas, depois vários. Ultimamente, a partir da década de 1980, vem sendo utilizado por homens também e em outras partes do corpo, como sobrancelhas, nariz, língua, umbigo, aréola mamilar e mesmo nos genitais.

Da mesma forma que a tatuagem, fazer um *piercing* não é uma experiência muito agradável, porque é dolorosa. Basta pensar que *piercing* significa perfuração para imaginar... Muitos jovens pensam que a colocação é tão simples e indolor quanto a de um brinco na orelha. O que é um ledo engano... Os tecidos do resto do corpo têm muito mais terminais nervosos, músculos e tecidos do que a cartilagem do lóbulo da orelha. Além da dor, também há mais riscos de infecção e danos. Como a incisão tem que ir de um lado ao outro do local onde será introduzida a jóia (geralmente um tipo de brinco), é necessário retirar a pele e os tecidos para, digamos assim, "abrir o caminho" para o adereço que será colocado depois.

Em geral, o risco de infecção é grande e a dor também, a não ser quando quem coloca é um profissional gabaritado, com licença e preparo para utilizar anestesia ou conhecedor de métodos adequados para prevenir problemas de saúde pós-incisão.

É bom que nossos filhos saibam que, à dor intensa da colocação, seguem-se ainda algumas semanas de irritação e ardência no local. O tempo de cicatrização é bem maior que o de uma tatuagem, variando de acordo com o local onde será feita a inserção. Por exemplo: um *piercing* no nariz leva de quatro a seis semanas para cicatrizar inteiramente, enquanto no umbigo demora de quatro a seis meses. A área em torno do local, nesse meio-tempo, fica sensível e dolorida. Na língua, a dor é ainda maior. A língua freqüentemente incha por vários dias, fazendo com que comer e beber torne-se, por vezes, impossível.

Assim como na tatuagem, há perigo de infecções, por isso o novo *piercing* tem que ser mantido limpo todo o tempo. O local deve ser lavado três vezes por dia até que a cicatrização se complete. De preferência, o *piercing* deve ser de metal nobre (ouro amarelo ou branco), caso contrário os riscos aumentam muito. A jóia também precisa ser limpa diariamente, para evitar infecções, o que torna necessário retirá-la cada vez que se for fazer a limpeza. Nas primeiras duas semanas, é importante evitar molhar em piscina ou praias. Verão ou férias não são, portanto, épocas adequadas para se colocar o *piercing*.

Há também possibilidade de rejeição. As estatísticas mostram que isso ocorre em cerca de 50% dos casos de *piercing* no umbigo. Nesses casos é necessário retirar a jóia, para que o orifício possa ser tratado e sare, o que deixa inevitavelmente uma cicatriz no local. Uma pessoa pode não ter problema nenhum com um primeiro *piercing* e sofrer rejeição ou ter uma infecção ao colocar um segundo. Ou vice-versa.

Deixe bem claro para seu filho que um *piercing* não pode ser removido sem deixar uma cicatriz. Isto é, o local não ficará jamais sem a marca, mesmo depois que cesse o uso da jóia. Algumas pessoas dizem que, retirando o brinco ou a jóia, o "buraco fecha" sem deixar marcas. *Piercing* quer dizer "furo" no corpo. Exatamente isso. Portanto, mesmo retirando o brinco ou o adereço, se cansar de usar ou ficar mais velho, o orifício continuará para sempre, goste dele ou não. Mesmo fechado, a cicatriz permanece.

No próximo capítulo, trataremos das alternativas que podemos oferecer aos nossos jovens caso continuem desejando uma tatuagem ou *piercing*, apesar de todas as informações.

CAPÍTULO 23

Alternativas ao uso de *tatuagens e* piercings

> *"É correto proibir meu filho de 16 anos de colocar um* piercing *na sobrancelha e fazer uma tatuagem no bíceps? O pai é contra, eu também, mas acho que ele tem direito de ter sua própria visão de beleza."*

Nos dois capítulos anteriores, tratamos de informações importantes a respeito de tatuagem e *piercing*, respectivamente.

Resta-nos refletir sobre como agir caso as explicações e informações técnicas não demovam nossos jovens filhos da idéia. Na verdade, só existem duas possibilidades: aceitar ou não o desejo do adolescente. Para cada caso, devemos levar alguns itens em consideração. Lembre-se, se for algo que realmente você detesta, os pais têm direito de dizer não. Mas, se puder contemporizar, melhor.

Se optar por concordar

Você pode achar que não deve proibir seu filho de se expressar do modo que mais lhe agrade, mesmo que seja promovendo modificações definitivas no corpo. Antes, porém, de permitir, resta averiguar se ele está ciente de "por que" deseja fazer uma tatuagem ou colocar um *piercing*. Alguns jovens, por timidez ou por desejarem alcançar maior *status* entre os amigos, idealizam muito o resultado. (Assim como certas pessoas que fazem cirurgia plástica esperando que, depois, o novo rosto ou corpo lhes traga, como que por encanto, um companheiro ideal ou um monte de amigos.) Esse é um aspecto que os pais devem ter o cuidado de esclarecer: Se os jovens não têm uma boa aceitação entre os colegas, se não conseguem conquistar aquele gato ou gatinha, é importante que eles não pensem que será através desse tipo de adereço que irão alcançar seu sonho. Temos que formar nos nossos filhos, ainda que seja uma tarefa árdua, a idéia de que carinho, respeito ou admiração se conquistam por qualidades de personalidade, não obrigatoriamente físicas: lealdade, simpatia, solidariedade, integridade, alegria, bom humor são qualidades que conquistam mais e por mais tempo.

Outra coisa que os filhos devem saber é que nem sempre o resultado da tatuagem e do *piercing* fica exatamente como desejavam. Daí a importância de estarem a par das informações que apresentamos nos dois artigos anteriores. É preciso que saibam que existem riscos, que o resultado tão sonhado vai depender, entre outras coisas, da habilidade do profissional que realize a tatuagem ou coloque o *piercing*, do tipo de pele, de uma boa capacidade de cicatrização, coisas que variam de pessoa para pessoa. Além disso, essa tendência de supervalorizar o resultado é, de fato, perigosa. Se o efeito final não corresponder ao que o jovem imaginava, pode provocar depressão, vergonha e até mesmo confinamento (ficar com medo de aparecer perante os colegas e ser alvo de gozações, levando a evitar contatos sociais). Atualmente, é grande o número de meninas que usam *piercing* no umbigo, o que implica usar *tops* e blusas curtas "para mostrar" o adereço. Moças com sobrepeso, barriga e "pneus" podem ser motivo de gozações justamente por parte de quem desejam agradar — os meninos naturalmente. Por isso, cuidado ao analisar a questão. É preciso tato e diálogo. E ninguém melhor do que os pais para ajudar a prevenir esses aspectos.

Você deve levar seu filho a refletir se ele está agindo com segurança ou movido por um impulso. Faça-o pensar se realmente está certo de que não irá mudar de idéia. Afinal, o que se usa hoje pode não ser moda amanhã. Ou seja, um adereço definitivo pode ser um embaraço amanhã, se ficar *démodé*. Faça seu filho pensar também no quanto seu gosto vem mudando em relação a filmes, modo de vestir, tipo de jogos que aprecia etc. nos últimos meses. E pergunte-lhe se o mesmo não poderá ocorrer com uma tatuagem ou um *piercing*.

Faça-o considerar também o fato de que, mais tarde, quando for procurar trabalho, muitos locais não o aceitarão bem com esse tipo de diferencial. Embora deixando claro que não se deve julgar ninguém pela aparência, mostre-lhe que muita gente tem preconceito e, portanto, ele não deve ignorar que poderá ser prejudicado futuramente, por exemplo, ao disputar uma vaga num banco ou numa empresa mais formal.

Com certeza, ao discutir tantos detalhes e aspectos do assunto, seu filho achará que você está, na verdade, apenas tentando dissuadi-lo, mas não desanime. Lembre-se de que, se você não correr esse risco hoje, talvez daqui a cinco anos ele lhe pergunte, muito desapontado: "Como você pôde deixar que eu fizesse uma coisa dessas? Você não liga mesmo para mim..."

Tudo isso posto, leve-o ainda considerar a possibilidade de fazer uma tatuagem temporária, que hoje, graças às modernas técnicas, é à prova d'água e tem um efeito muito realista. A duração é de cerca de duas semanas a três meses. Quanto ao *piercing*, você pode oferecer ao seu filho a alternativa de usar um falso, que não necessita provocar orifícios no corpo, fixando-se através de um clipe, que pode ser removido quando quiser, sem deixar cicatrizes.

Finalmente, considerados todos esses pontos, se a opção ainda for por fazer, ajude seu filho a encontrar um profissional gabaritado, com experiência, e que execute o trabalho em condições de higiene que evitem problemas de saúde. Não permita que o faça na praia, em tendas, ou sem conhecer pessoalmente o técnico. E acompanhe o processo de cicatrização; se necessário, leve-o a um bom dermatologista, caso surja alguma complicação ou dúvida.

Se optar por dizer "não"

Muitos jovens acham que a decisão de colocar um *piercing* ou fazer tatuagem só diz respeito a eles próprios. Mas, na verdade, não é bem assim, e se você realmente usou toda sua diplomacia e diálogo, passou todas as informações, mas ainda assim seu filho insiste no tema, simplesmente diga-lhe que "não", caso você não concorde com a idéia, em hipótese nenhuma. Não é certamente a opção mais fácil, mas, se você percebe que ele está fazendo uma opção imatura ou idealizada, talvez seja um remédio que, embora amargo, tenha que ser aplicado.

O adolescente deve, sem dúvida, ser incentivado a caminhar para a independência, e nós devemos, mais do que ninguém, ajudá-los nisso, mas a liberdade deve ser concedida à medida que percebemos que eles estão efetivamente tomando decisões calcadas em pensamentos maduros e responsáveis. Se você sabe que uma determinada atitude pode causar danos, hoje ou no futuro, tem todo o direito — inclusive legal — de deixar claro que a palavra final tem que ser a dos pais. Por isso, se realmente não deseja que seu filho faça uma tatuagem definitiva ou um *piercing* na língua, fale claramente que não permite e, inclusive, alerte-o a não tentar surpreendê-lo. Depois, continue dialogando, mostrando os prós e os contras.

Finalmente, você pode encerrar dizendo que, quando ele tiver mais idade e for independente financeiramente, se ainda quiser, poderá então fazê-lo. Não aceite ameaças do tipo "vou fazer com o *meu* dinheiro". Lembre a seu filho que o dinheiro que ele recebe de mesada tem destino estabelecido.

CAPÍTULO 24

Felicidade é ter filhos cidadãos

"Fico muito triste, tristíssima mesmo, e culpada também, toda vez que meus filhos choram por eu ter ralhado com eles. Também fico me questionando se, na tentativa de educá-los — sou um tanto severa —, não estou perdendo muitas chances de fazê-los felizes hoje. Amanhã, já adultos, não terei essa possibilidade. Mas hoje eu posso fazê-los felizes, basta tão pouco! Deixar que faltem à escola um dia, que comam o que quiserem em vez de ficar perturbando com comida saudável, hora de dormir, escovar dentes... É tão fácil vê-los sorrindo, alegres... Enfim, fazê-los felizes. No entanto, o dia-a-dia é uma verdadeira batalha para tudo. Tem vezes que me sinto uma bruxa, a madrasta, principalmente quando me comparo com outras mães, tão mais light *do que eu...*

Noite dessas, num restaurante, uma senhora abordoume suavemente e me perguntou se meus filhos eram felizes. Certamente estava indagando, em outras palavras, se, agindo de acordo com as minhas teses educacionais, descritas em meus livros e palestras, teria tornado meus filhos felizes.

De fato, os pais hoje, tenham filhos pequenos, adolescentes ou mesmo adultos, vivem se fazendo essa pergunta, a todo momento, todos os dias Questionam-se, caso percebam ou desconfiem de que os filhos não estão felizes, se a responsabilidade não seria deles: "Onde foi que erramos?"

A autocrítica, a revisão e a reflexão sobre nossos atos são sempre desejáveis e positivas. Quando analisamos uma situação e concluímos que erramos, em conseqüência pode surgir o que denomino de "culpa boa" — aquela que faz progredir, porque muda atitudes e conceitos. Existe outra, porém, "a culpa má", gerada por sentimentos difusos, por mitos ou inseguranças, que não tem por base uma reflexão consciente que a explique, e que portanto não conduz à modificação de conduta, apenas à inatividade e ao medo. Por isso, ao me indagarem se meus filhos eram felizes, o que me veio à mente foi uma série de outras questões:

- Somos nós, pais, efetivamente, os responsáveis pela felicidade dos filhos?

- A felicidade dos filhos é uma tarefa dos pais?

- Pode alguém ser responsabilizado pela felicidade ou infelicidade de outrem?

Parece-me que muitos pais pensam que, de fato, é um dever seu *fazer os filhos felizes*. Essa crença talvez explique, em boa parte, por que tanta gente hoje tem medo de dizer não, de estabelecer limites. Talvez também por isso os filhos ganhem tantas coisas materiais, tantos brinquedos, tanta roupa, tanto! Porque, observando a criança rindo, alegre, os pais pensam: "Eu a fiz feliz!" Se, pelo contrário, negam algum pedido ou interferem num momento de comportamento inadequado, vendo o filho chorar ou com a carinha amuada, sentem-se os causadores da dor, da tristeza.

Ser feliz será, de fato, estar rindo todos os dias, todos os minutos, sempre? Será que é esse tipo de felicidade que cabe aos pais proporcionar aos filhos — o riso descompromissado de quem ganhou mais um brinquedo ou teve mais um desejo satisfeito? E, ainda que não fosse esse tipo de felicidade imediatista, que surge do atendimento constante aos pequenos desejos, ou mesmo que fosse a alegria profunda, que se estabelece internamente pela certeza do dever cumprido, da responsabilidade, da produtividade, da contribuição efetiva com o outro, ainda assim eu perguntaria: "Será possível alguém *construir a felicidade* de outro, ainda que esse outro seja o próprio filho?"

Não seria mais plausível e justo pensarmos que a tarefa dos pais não é FAZER os filhos felizes, mas sim *criar condições* para que seus filhos se tornem pessoas felizes? Uma infância tranqüila — num lar pleno de amor, harmonia, equilíbrio, segurança, educação, saúde, justiça —, certamente, contribuirá decisivamente para que esse objetivo, a felicidade, se concretize. Mas será que *garante*?

Ser feliz é uma capacidade que não depende apenas das variáveis objetivas que os pais têm o dever de prover, mas também de algo intrínseco e inato, que é o equipamento cognitivo (forma própria de perceber e interpretar o mundo, os fatos, as ações e atitudes do outro) de cada um. Trocando em miúdos, mesmo em meio a um ambiente familiar francamente favorável e positivo, uma pessoa poderá sentir-se e tornar-se infeliz, assim como também pode ocorrer de, num ambiente adverso, alguns seres humanos notáveis crescerem e tornarem-se pessoas felizes e produtivas.

Não estou isentando os pais de suas insubstituíveis responsabilidades, que irão contribuir decisivamente para a POSSIBILIDADE da felicidade dos filhos. Pelo contrário. Pais que se isentam de seus deveres, que batem, espancam, humilham, desrespeitam os filhos e a si próprios ou ao cônjuge, impedindo que as crianças desenvolvam um equilíbrio emocional básico, com certeza estarão criando condições que, na maioria dos casos, impossibilitarão aos filhos desenvolverem a CAPACIDADE de ser feliz. No entanto, a recíproca não é verdadeira.

Olhemos à nossa volta: quantas são as pessoas que conhecemos que, em meio a uma família harmoniosa, responsável, presente e amorosa, por qualquer motivo, mínimo que seja, se aborrecem, se revoltam, decretam e proclamam sua infelicidade para quantos queiram ouvir? Por outro lado, há aqueles que, em meio a adversidades, conseguem lutar, reerguer-se, rir, apreciar uma música linda, um pôr-do-sol, um estar junto em silêncio, um sorriso...

Existem, portanto, condições que podem ser favoráveis ou não à felicidade, as quais, em boa parte, são providas pelos pais. Uma outra parte, porém, depende de fatores que nada têm a ver com a ação da família: a situação social em que se vive; as oportunidades que a sociedade oferece em termos de educação, saúde, emprego e assistência social; a cultura em que se está inserido (por exemplo, uma sociedade na qual a mulher é proibida de estudar pode impedir completamente a felicidade daquelas que têm curiosidade intelectual, vontade de progredir, idéias próprias etc.) e, ainda, os eventos que ocorrem na sociedade e que influenciam a vida de cada um, como epidemias, guerras, acidentes.

Cada pessoa, dentro desse conjunto de variáveis — e, além disso tudo, *de acordo com o seu modo de perceber o mundo* — reagirá de forma totalmente diversa e individual. Não é à-toa que os pais com freqüência se perguntam, intrigados, como podem, no mesmo lar, ter filhos tão diferentes, com reações tão diversas e opostas perante a vida...

Os pais são os provedores de grande parte dessas condições objetivas (amor, segurança, alimentação, saúde, educação, justiça, limites, valores, equilíbrio e disponibilidade pessoal), que irão constituir o arcabouço sobre o qual cada indivíduo, dotado de livre-arbítrio, escolherá seu caminho, que poderá resultar em felicidade ou não. Àquelas atividades, pais e mães deverão dedicar-se incansavelmente, durante anos a fio, para possibilitar o desenvolvimento harmônico dos filhos nos planos intelectual, emocional e físico. É sua obrigação e dela não devem se esquivar jamais.

No entanto, por mais que o façam com total e sincero empenho, nunca poderão *garantir* a felicidade dos filhos, nem a de ninguém, porque, como vimos, não são os fatores familiares os únicos a influir. E porque, simplesmente, quem decide se a vida será feliz ou não é o próprio indivíduo, no dia-a-dia, pela sua maneira de agir e reagir ao que o atinge; pela forma como interpreta as atitudes próprias e as dos que o cercam; pela capacidade de tolerar e amar ou de apenas odiar e invejar; pela capacidade de analisar com isenção cada fato ou considerar o outro como o culpado sempre; pelo desejo de perdoar e compreender ou pela intransigência e a amargura; pela capacidade de esquecer e de lembrar; pelo desejo de aceitar o outro e, especialmente, pela capacidade de se alegrar com tudo ou de se entristecer por um nada...

Bibliografia

Freire, Paulo. *Pedagogia da autonomia: Saberes necessários à prática educativa*. São Paulo: Paz e Terra, 1996.

Gadotti, Moacir. *Pensamento pedagógico brasileiro*. São Paulo: Ática, 1998.

Golleman, D. *Inteligência emocional*. Rio de Janeiro: Objetiva, 1995.

Gottman, J. *Inteligência emocional e a arte de educar nossos filhos*. Rio de Janeiro: Objetiva, 1997.

Illich, Ivan. *Sociedade sem escolas*. Petrópolis: Vozes, 1970.

Jacob, C. *Peut-on encore élever ses infants?* Paris: Fleurus-Mame, 2000.

Libâneo, José Carlos. *Democratização da escola pública: A pedagogia crítico-social dos conteúdos*. São Paulo: Loyola, 1985.

Luzuriaga, Lorenzo. *História da educação e da pedagogia*. São Paulo: Nacional, 1978.

Maquiavel. N. *O príncipe*. Rio de Janeiro: Paz e Terra, 1996.

Mello, Guiomar Namo de. *Magistério de 1º grau: da competência técnica ao compromisso político*. São Paulo: Cortez/A. Associados, 1981.

Milhollan, F. *Skinner x Rogers: Maneiras contrastantes de encarar a educação*. São Paulo: Summus, 1978.

Morel, G.; Tual-Loizeau, D. *Petit vocabulaire de lá déroute scolaire*. Paris: Ramsay, 2000.

Oliveira, M. D.; Oliveira, D. *A vida na escola e a escola na vida*. Petrópolis: Vozes, 1984.

Oliveira, M. K. *Vygotsky*. São Paulo: Scipione, 1998.

Piaget, Jean. *A epistemologia genética.* Petrópolis: Vozes, 1972.

Puente, Miguel de la. *Tendências contemporâneas em psicologia da motivação.* São Paulo: Cortez/Autores Associados, 1982.

Rauzy, J. B.; Jafrro, L. *L'École désouevrée: La nouvelle querelle scolaire.* Paris:Flammarion, 2000.

Rey, B. *As competências tranversais em questão.* Porto Alegre: Artmed, 2002.

Rogers, Carl. *Tornar-se pessoa.* Lisboa: Moraes, 1973.

Saviane, Dermeval. *Educação: do senso comum à consciência filosófica.* São Paulo: Cortez, 1980.

Whitaker, R. S.; Sampaio, F. *Freinet.* São Paulo: Scipione, 1994.

Zagury, Tania. *Sem padecer no paraíso: em defesa dos pais ou sobre a tirania dos filhos.* Rio de Janeiro: Record, 1991.

———. *Educar sem culpa: a gênese da ética.* Rio de Janeiro: Record, 1993.

———. *O adolescente por ele mesmo.* Rio de Janeiro: Record, 1996.

———. *Encurtando a adolescência.* Rio de Janeiro: Record, 1999.

———. *Limites sem trauma: construindo cidadãos.* Rio de Janeiro: Record, 2000.

———. *Escola sem conflito: parceria com os pais.* Rio de Janeiro: Record, 2002.

Este livro foi composto na tipologia Syndor
em corpo 12/15,5 e impresso em papel pólen bold 90g/m²
no Sistema Cameron da Divisão Gráfica da Distribuidora Record.

Seja um Leitor Preferencial Record
e receba informações sobre nossos lançamentos.
Escreva para
RP Record
Caixa Postal 23.052
Rio de Janeiro, RJ – CEP 20922-970
dando seu nome e endereço
e tenha acesso a nossas ofertas especiais.

Válido somente no Brasil.

Ou visite a nossa *home page*:
http://www.record.com.br